后浪出版公司

欢迎来到耳鼻喉接待室

Immer der Nase nach:
Wie Hals, Nase und Ohren
uns im Leben lenken

[德] **克里斯蒂娜·罗伯** **汉娜·格拉比** 著
Dr. Christine Löber Hanna Grabbe

刘佳芮 译
方佳宇 主审

贵州出版集团
贵州人民出版社

免责声明

书中信息仅供一般情况下的参考使用。在实施书中提出的任何建议之前，读者应该始终咨询医疗保健相关人士。请读者谨慎实践书中的任何信息，因实施带来的相关后果由其独自承担。

如果本出版物包含指向第三方网站的链接，作者及出版商不对其内容承担任何责任，只是参考它们在第一次发布时的状态。

引　言

浅谈被我们低估的大脑前台接待员

我们的家庭度假常常在拥堵的交通和糟糕的心情中开始。我的丈夫厌倦了听车上的 CD，可惜我也不知道到底什么时候才能到达目的地。去年夏天，我试图通过向大家问问题来挽救这种气氛。由于我一时间想不出有趣的题目，就随口问："你们有没有仔细研究过自己的鼻子？"我是一名耳鼻喉科医生，当时我也因此羞愧于为何自己想不出更新颖的东西，不过至少彼时车内陷入了一片深思熟虑的沉默中。

我 4 岁的儿子想了很久说，他喜欢吃自己的鼻屎。他的姐姐描述了如何在流鼻血的时候尽量不弄得脏兮兮的，我的丈夫则介绍了自己修剪鼻毛的方法（一个熟手会直接剪而不是拔，他只需要一把普通的剪刀，将露出来的部分剪掉即可）。紧接着出现了各种无厘头的反问。我的女儿想知道，从她耳朵往里看的话，能不能看到她的鼻子。我的儿子让我向他保证，当他挖鼻孔的时候，手指头真的不会卡在鼻子里面。而我的丈夫居然问那个表达鼻子和阴茎关系的谚语[①]是不是事实。

不过话说回来，我原本期待的是和家人借此有一个更深入的讨论。我不想将鼻屎这个话题一带而过，因为它真的值得用几个小时来探究。就在两个孩子针对鼻腔的这场简短辩论中，我突然意识到，包括我的丈夫和孩子在内的大多数人对这个长在脸部正中间、与日常生活息息相关的器官几乎一无所知，这实在是太荒谬了。

对许多人来说，鼻子只是长在那里而已。运气好的话，它长得还算不错，你可以用鼻钉来装饰它，也可以在无人注意时从鼻孔里抠出半固体的分泌物。和鼻子常常合作的伙伴们——耳朵和咽喉，也处于类似的境地：几乎没有人对它们感兴趣。

这多少让我觉得有点惊讶和离谱，毕竟耳鼻喉系统控制着我们大部分的日常生活行为。五大感官中的三种都在这里。除了眼睛，鼻子、耳朵和咽喉也是我们与外界联系的重要方式：闻、听、尝、说。大家可以把这个持续运转的、连接外在世界和内在精神的接口想象成大脑的前台接待室。就像优秀的接待员一样，耳鼻喉系统在很大程度上决定了大脑的决策，影响着我们的想法以及感受。

嗅觉会影响我们和谁结婚生子以及我们购买什么东西。我

---

① 德语谚语“wie die Nase des Mannes, so sein Johannes”，意思是鼻子越大，阴茎越大。——译者注（本书脚注除特别说明外均为译者注）

们的声音与我们的职业生涯息息相关，它可以说服别人、诱导别人或使人入睡。而听觉不仅能够同时感知到鸟儿的鸣叫和孩子的啼哭，还能马上在大脑中确定，哪一个对我们更重要（致所有父母：不妨把孩子啼哭声都当作鸟鸣处理）。

这一程序在绝大部分情况下都能完美运行，这就是身体的神奇之处。但有时它们也会罢工或失灵，毕竟它们接触到的不仅有新鲜的森林空气和悦耳的古典音乐，还有花粉、飞机噪音、上司的批评或葡萄球菌。世界上很大一部分导致人的心理或身体不适的东西都是从耳鼻喉进来的，也难怪我们的前台接待员有时会生病、疲惫或者倍感压力。

这种情况下，主控室的运转也无法顺利开展。我们的大脑每天都要对接收的各项信息进行分类和评估。就算是常规“接待”过程中最低程度的干扰也会对我们的心理造成巨大的影响。“die Nase voll haben”[①]这类俗语的产生并非偶然。正因为这些偶尔故障的感官与我们的思维和感觉紧密相连，所以一旦它们罢工，我们的精神健康就会出现问题。

然而，在医院和自己诊所工作的过程中，我一次次惊讶地发现，身体和心灵之间的联系在耳鼻喉这一领域很少受到重视，关于该主题的科学研究也仍处于起步阶段。如果能让大家注意到这些微妙的联系，对我而言具有重大意义。在很多事情上，我们自身的行为可以起到积极的作用。本书旨在鼓励大家更好

---

① 直译为“鼻子满了”，实际意思是“受够了”。

地了解身体中为你工作的耳鼻喉系统。毕竟只有知道它们如何工作，才能在出现状况的时候及时干预和调整。

在本书第一部分，你将了解鼻子和其他感官的运作原理：嗅觉器官是如何工作的以及我们为什么需要它？我们为什么可以说话？伤风是因为冷空气吗？鼻腔喷雾剂真的最多只能用一周吗？此外，你还会对人体结构有一个大致的了解，它并不像看起来的那么复杂。

为此我还画了一些歪歪扭扭的插画，是那种永远都获不了奖的图。我在诊疗过程中就会给患者们画这些图（虽然很丑），它们能帮助患者理解这些内部器官。

在第二部分，我将解释咽喉、鼻子和耳朵与心灵之间的交流有多频繁以及为何如此重要。毕竟，这些器官不可能无缘无故位于大脑下面。一旦理解了它们之间的关联，当你再遇到器官无法完美运转的情况时，心态就会更加从容。

最后，在第三部分，你将学会如何帮助自己。通常只要小小的改变，就能够产生巨大的影响。我能这样说，不仅因为我是一名耳鼻喉科医生，也因为我是一名饱受耳鼻喉疾病折磨的患者。从这两个角度出发，我想说：请相信你身体的神奇能力。对于病痛，最好的专家就是你自己。

目录

第一部分

日常生活中的耳鼻喉知识

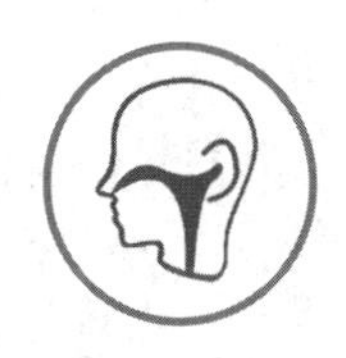

第 1 章

被忽视的主角：鼻子

精子喜爱铃兰香气——嗅觉的力量

我对香水有种近乎异常的狂热。我无法理解那些不喜欢香水的人，也无法理解有些人是如何忍受纯粹的人体气味的。我能接受的只有自己孩子的味道。几十年来，我一直在寻找“那款”香水。不过到目前为止，我的浴室柜里装满了昂贵但几乎都没用过的香水。据说有的女人会渴望拥有一间单独的储鞋室，用于存放她们从来没有穿过的高跟鞋。而我大概很快就需要一个单独的香水室了。

就在上周，我喷了“那款”香水，极度兴奋地去购物。但到了晚上，我和丈夫发生争吵，哭闹摔门。第二天早上，我们又和好了。但那瓶香奈儿的新品从此被扔在了角落。我不愉快的记忆中有了它的存在，从此我就再也无法忍受“那款”香水的味道。不过与香水相关的回忆也有美好的。十几年前，我在希腊度假时买了一款香水，它至今仍能让我想起那几周放松的日子，也因此成了我拯救不开心的灵丹妙药——只要打开瓶盖，我仿佛就能感受到夏天、阳光和希腊烤肉的香味。

博览群书者一定知道这种现象，它被称为玛德琳效应，来自马赛尔·普鲁斯特（Marcel Proust）在他的小说《追寻逝去的时光》（*A la Recherche du Temps Perdu*，又译《追忆似水年华》）中的描述，主人公吃掉一块蘸进茶里的玛德琳蛋糕之后，就陷入了愉快的童年回忆中。这种感觉一定非常强烈，毕竟主人公随后用了几百页的文字讲述他被糕点所唤起的回忆。

我们的嗅觉和味觉有一个极其关键的特点：嗅觉神经在没有经过较大迂回的情况下，能将信息传递给相关脑区，也就是我们情绪所在的区域，即大脑边缘系统。简单来说，气味能直接唤起情绪。

这些情绪唤起行为中，有些是与生俱来的。比如，刚出生几天的婴儿闻到香蕉的香味就开心，对臭鸡蛋的气味则不喜欢到呲牙咧嘴。大多数的气味在我们日常生活中通过大脑边缘系统与情绪和记忆连接，我们的嗅觉记忆由此产生。这个庞大的数据库能让我们在超市收银台前闻到有人使用和前任同一款须后水的时候感到心烦意乱。这也是妮维雅面霜闻起来和50年前几乎一样的原因——这种有点过时的香味让许多人想起他们的童年，因此会选择继续购买这款面霜。

气味到底是怎么进入大脑的

大约 30 年前，人们才知道人类嗅觉器官的运作方式。美国科学家琳达·巴克（Linda Buck）和理查德·阿克塞尔（Richard Axel）于 1991 年在嗅觉领域联合发表了革命性的论文，并因此于 2004 年获得诺贝尔生理学或医学奖。此前，鼻子被认为是一个近乎神秘的感觉器官，显然现在也是如此。就在我写下这本书的时候，一个荷兰研究团队刚刚在鼻咽部发现了新器官：一对唾液腺，目前为止它们还没有出现在任何解剖学书籍上。这好比如今在地中海发现了一个未知的岛屿一样令人激动！

为了向大家解释目前科学界在嗅觉领域取得的研究成果，我会用我最喜欢的甜点——新鲜的德国肉桂卷来解释。这是一种散发着肉桂芳香的甜面包，任何吃过或闻过它的人，都能想象出无数由它散发出来的气味分子。

德国肉桂卷的气味分子从鼻孔优雅地飘入，在鼻腔着陆。分子有多大，以至于我们并无感觉？分子由两个以上的原子组成，因此它小得不可思议。要是它大得像一粒花粉或者一只果蝇一样，就无法通过蓬乱的鼻毛，即便能够进入鼻腔也得马上离开。因为鼻子还有两个严厉的门卫，也就是喷嚏和鼻涕，它们能防止入侵者渗透到鼻子更深的部分，更不能让它们闯入肺部。

但微小的气味分子可以通过鼻子，并且快速抵达鼻腔上部的嗅觉区域，即嗅区。在这里，数百万个嗅觉感受细胞挤在一个约 4 平方厘米的区域内，其末端有嗅觉受体。人类有 350 种不同类型的嗅觉受体，每个受体都能识别一种特定的气味分子。你可以把它看作一个有 350 个字母的气味字母表，字母可以任意组合形成复杂的词汇，即气味。要想感知德国肉桂卷的气味，我们需要大量不同的气味分子，只有当它们以一种非常特殊的方式组合在一起时才会产生这种香味。再比如，咖啡的气味是由 500～800 个不同的气味分子组成的，其中构成这种扑鼻香气的气味分子同样还能构成猫尿和脚汗，只不过这些气味分子在整个气味组合中不再明显。据我所知，还没有研究人员将德国肉桂卷的香味解析成各种分子。

一旦不同的气味分子激活了对应的受体，受体就会发送一种电信号给嗅小球，嗅小球是大脑嗅球中的神经末梢束，它们可以解读气味组合，比如：这就是德国肉桂卷。不久这些信息被发送到大脑的其他区域，到了边缘系统时我们可能会愉快地回想起碳水自由的童年时光。随后大脑才回过神来开始审查：警告，热量炸弹！

人类究竟能分辨多少种气味，目前仍然没有明确的研究结论。长期以来的研究认为，经过嗅觉训练的侍酒师或调香师也只能分辨出 1 万种气味。这个数据源于 20 世纪 20 年代的估算，几乎一个世纪以来都没有人对这个数字产生怀疑。

但是，当我们假设人类的嗅觉字母表有 350 个字母，即 350 个受体，那么只能识别 1 万种不同的气味似乎少得过分，毕竟英文字母表仅凭 26 个字母就能组成无数个单词。此外，与眼睛和耳朵相比，鼻子的分辨力也明显偏低。毕竟根据了解到的数据，人眼可以区分数百万种颜色，人耳可以识别几十万种声音。

直到 2014 年，纽约洛克菲勒大学的科学家们才修正了这一陈旧的嗅觉分辨极值分辨极。在《科学》(*Science*) 杂志上发表的一项研究中，研究人员指出，我们的鼻子至少可以分辨出 1 万亿种不同的气味。一夜之间多了 8 个零，而这还只是最低值！

不过这个数字只是一个推断。如果这 20 多位参与研究的受试者真的要闻超过 1 万亿种的气味，那他们可能到现在还在测试。此外，在实验中，受试者不必说出气味的名字，只需将它们彼此区分开。对嗅觉分辨极值的误判主要是由于大多数人很难说出气味的确切名字，因此之前的研究便假定普通人最多只能识别 2000～3000 种气味。然而这项研究表明，我们可能只是缺乏描述的词汇而已。

我小时候经常玩一个非常残酷的游戏，叫做“如果你必须选择”。如果必须做选择，你是舍弃哥哥还是舍弃弟弟？你宁愿

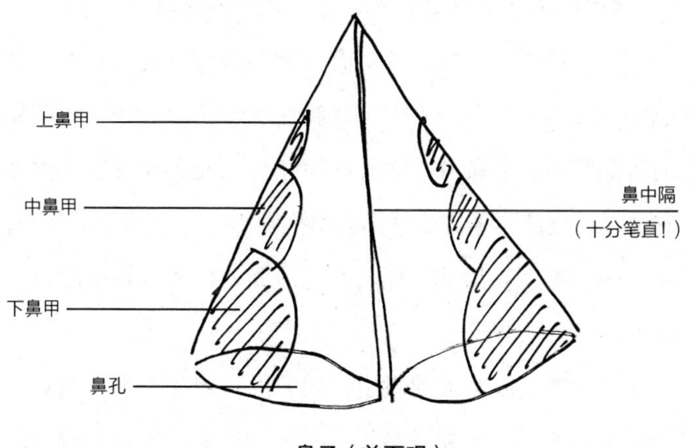

鼻子（前面观）

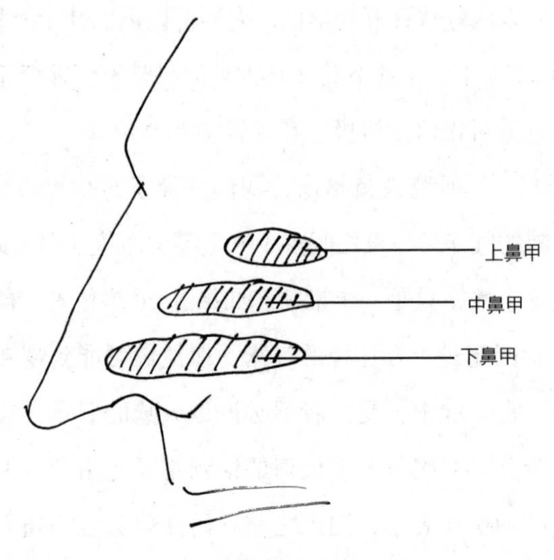

鼻子（侧面观，无鼻中隔）

没有胳膊还是没有腿？游戏的乐趣在于，现实生活中你不必面对这些选择。其中一个经典的问题是：你宁愿听不到、看不到还是闻不到？每次我和小伙伴都会毫不犹豫地选择闻不到。

不过，一旦失去了所谓的可有可无的嗅觉，我们看上去会很苍老——或早就死去。它不仅是我们享受德国肉桂卷和在品酒会巧舌如簧的必要条件，而且即使在当今充斥高科技的世界中，它也在以最原始的方式帮助人类生存下去。它能告诉我们，炉子上的塑料碗正在熔化，煤气正在泄漏，或者冰箱里的鱼已经变质了。

正是因为嗅觉能力如此重要，聪明的身体甚至为我们额外配备了一个基本独立的嗅觉系统：三叉神经——当高度敏感的嗅神经无法发挥作用时，它可以充当救生艇。三叉神经是我们的第 5 对脑神经，对感觉起到总控的作用。它只对强烈的刺激产生反应，如烟雾、薄荷醇、酸或氨气。

我们吃辣的时候会流鼻涕，切洋葱的时候会流眼泪，都是三叉神经在作怪。它的神经分支位于眼睛、口腔和鼻腔黏膜中，主要用于感知潜在的危险气味。如果三叉神经向大脑报告灼烧、刺痛或发痒的感觉，鼻子会立即加速分泌黏液或让人开始打喷嚏，以迅速排出所有异物。而我们自己还没意识到，这些都可能是性命攸关的事情。

激素控制：孕妇和精子能闻到什么

科学家怀疑，女人怀孕时嗅觉会得到极大的增强，这也是一种物种保护机制。很多女性都知道我在说什么——孕妇最初几个月会像狗一样，突然到处寻找气味踪迹，仿佛所有东西都在向她们散发出特殊味道。因为这些数不清的气味，她们的大脑会感到混乱不已。更不幸的是，许多以前闻起来令人愉快或至少还不错的东西，突然变得令人难以忍受：你最喜欢的酒吧（这样可能对胎儿更有益）、隔壁公寓的那个人（他以前从来没有任何味道！）或金枪鱼比萨（我真的喜欢它吗？）。

针对这种令人抓狂的嗅觉变化，一种解释是因为孕妇体内雌激素水平升高。体内的雌激素越多，鼻子就越灵敏。这一变化的目的是，在最初几个月，即胎儿格外脆弱的时期，母体要保护其免受有害物质的影响（比如，孕妇以前最喜欢的酒吧）。

不过，目前科学界针对孕妇的嗅觉为何变得比之前灵敏的研究尚不充分。

可以肯定的是，嗅觉是为数不多的、人类一出生就可以完美发挥作用的东西之一。婴儿刚从母亲子宫内出来时耳朵里仍充满羊水，眼睛只能看到模糊的、明暗混合的画面，但是可以闻到气味。如何做到的？如果你在视频网站上输入“乳爬”（Breast Crawl）这个词，可以看到有着不同肤色和发色的皱巴巴的新生儿，尽管筋疲力尽，但还是坚定地爬向母亲的乳房。无助的小家伙们很快就找到了自己的目标，因为乳头和母乳里有羊水的味道，从婴儿的角度来看，那里的世界很安全。同样起作用的或许还有一些非常特殊的气味，即所谓的信息素，这些我随后再来介绍。

直到几年前，科学界依然认为，精子也是通过嗅觉找到卵子的，也就是说，精子可以闻气味。不仅我们的鼻子能够做到这一点，理论上来说，我们的皮肤、肠道、肺或前列腺也能做到。大约 20 年前，波鸿鲁尔大学的嗅觉研究者汉斯·哈特（Hanns Hatt）提出了这一惊人的发现。他发现我们体表和体内几乎到处都有嗅觉受体，包括精子也有。

实验室里，哈特让精子接触了铃兰的气味，准确地说是波吉洪醛（Bourgeonal）的香味分子。精子变得兴奋，开始疯狂地左摇右摆，然后突然以二倍速向香味来源游动。由此他认为，卵细胞通过散发铃兰的香味来吸引精子。不过这一结论最终被推翻——后来，欧洲高级研究中心的一组研究人员发现，铃兰效应只存在于实验室中。女性身体里的卵子并非利用铃兰香味吸引精子，而是利用孕酮。不过，铃兰香味对混乱的精子确实有同样的刺激作用。也许因为精子真的不挑剔，甚至闻到薄荷糖的味道也会兴奋。

扩展阅读：挖鼻孔健康吗

当孩子问我一些对我的职业感兴趣的问题时，我通常觉得这是好事，甚至有受宠若惊之感。然后我会格外耐心地和他们讨论，即使是最荒唐的问题。最近，我的女儿抛给我这个问题："妈妈，是掏鼻子还是钻鼻孔？"我心想，你就不能说"挖鼻孔"吗。不过我还是说："好问题。我们来查查《杜登辞典》。"

我从未想过这个习以为常的用词：一方面，掏鼻子听起来很合理，毕竟掏耳朵也是用"掏"这个词；另一方面，"钻"这个动作确实也很生动形象。可惜的是，辞典没有答案，至少我们书架上的第 25 版辞典里没有。于是我们决定用"挖鼻孔"这个词，并就挖鼻孔进行了一段长时间的认真对话，这是只可能发生在孩子和耳鼻喉科医生之间的对话。因为对双方来说，鼻屎是个很自然的东西。

我在诊所的时候更愿意把鼻屎称为鼻腔分泌物，这是一个专业概念，也让大多数患者在谈论这个问题时要轻松很多。从医学角度来看，鼻屎只不过是干燥后的鼻腔分泌物，混合了灰尘、脱落的鼻毛或其他污垢而已。毕竟，鼻子会过滤所有混合在空气中且不应该进入肺部的东西。

通常情况下，鼻屎中含有95%的水、2%的糖蛋白（由蛋白质和碳水化合物的分子构成）以及抗体、盐和蛋白质（各占1%），这意味着鼻屎对人体的蛋白质供应可能超过绝大多数的燕麦牛奶。

当然，品尝鼻屎并不是特别能被社会接受。没有人比德国前国家足球队主教练尤阿希姆·勒夫（Joachim Löw）更明白这一点，他的吃鼻屎视频已经在网上不断疯传，成为经典笑料。因此，如果全世界的电视台摄像机都聚焦在你身上，最好不要这样做。除了形象不好外，吃鼻屎基本没有任何危害。反正鼻屎的液体形式，即鼻腔分泌物，大部分时间都会流进我们的喉咙。因此，这些东西最终是以湿的形式还是干的形式进入我们的咽喉，其实并不重要。

几年前，加拿大生物化学教授斯科特·纳珀（Scott Napper）甚至声称，鼻屎是健康的，其中的病菌可以训练免疫系统。这个想法是纳珀在观察他的女儿们吃鼻屎时出现的，毕竟，孩子们经常凭本能做正确的事情。

可惜纳珀的论断只不过是一个听起来不错的观点而已。这位教授曾建议科学界通过研究对这一观点进行论证，但目前为止，他和其他研究者都没有开始这项工作。尽管如此，整个世界好像突然间都在关注鼻屎是多么健康，却几乎没有人认真地对这一判断背后的真相刨根问底。这也表明人类是多么渴望为挖鼻孔找到一个官方、正当的理由。如果你也想要寻求挖鼻孔许可证的话，倒也不必等待着科学来为其背书，只要自己放下对挖鼻孔的羞耻心就好了。

对挖鼻孔进行定量调查的研究还不多，但所有研究都显示，几乎所有的人都会挖鼻孔。只要遵守以下基本准则就好：

1. 让你的鼻子休息一下。如果你经常挖鼻孔，持续的压力会伤害你的鼻中隔。通常情况下，别在别人面前挖鼻孔，他们会感谢你的。
2. 事前洗手。手指上可能会带有病毒或细菌，你不会想把它们带到鼻子里去的。
3. 事后洗手。鼻子里可能会带有病毒或细菌，你周围的人不会想让它们出现在任何地方。

加一点盐：味觉的力量

我在汉堡一家大医院的耳鼻喉科工作时，M 先生给我留下了很特别的印象。他在不到 50 岁的时候就被诊断出喉癌，从一开始我就很佩服他面对疾病时表现出的幽默和乐观精神。M 先生在我们的医院住了几个星期，熬过了重要的肿瘤切除手术、后续的放射治疗及其所有可怕的副作用，但我从未见过 M 先生悲伤、愤怒或绝望的样子。

他出院几个月后，我们在路上碰巧遇见。当我问他的近况时，他突然哭了起来。“最糟糕的事情是，”他说着，哭得更厉害了，“我再也尝不到牛排的味道了。”我惊呆了。一开始我以为，他之所以哭得如此伤心是因为癌症复发或他的妻子已经离开了他。但对他来说，癌症最严重的后果是，由于手术和放疗的影响，他再也无法闻到气味、尝到味道了。

正常人很难理解，当感官不再正常运作时，他们会遭受多大的痛苦。尤其是味觉，看起来似乎最可有可无，因为我们并没有真正了解过它。我们对食物的味道往往倾向于粗略地划分为好吃、还行和不好吃。举例来说，你能告诉我不同品种的苹果在味道上到底有什么区别吗？或者为什么你可能更喜欢鳟鱼而不是鲑鱼？

长期以来，研究者对味觉的忽视甚至比对嗅觉更严重。几个世纪以来，视力不佳的人可以使用眼镜，助听器可以在网上订购，甚至医学界也开始努力研发人工鼻子，但没有人想过要研发味觉助剂（除了盐和味精）。

脂肪味、辣味、鲜味：我们尝到的是什么

很难相信，科学家在大约 20 年前才破译出味受体的准确功能。迄今为止，只有 5 种味道得到了科学界的认可：酸、甜、咸、苦、鲜。

我们很可能还可以识别更多味道，只是目前没有人能证明这一点。研究人员正研究，脂肪味是否可能是第 6 种味道。长期以来，人们认为脂肪味是一种稠性状态而不是一种味道。直到德国人类营养研究所的科学家在人类舌头的味蕾中发现了一种脂肪味受体。然而，为了证明脂肪味是第 6 种味道，就必须证明脂肪味受体触发的信号确实传递到了大脑。目前为止，只

有其他 5 种味道得到了这种证明。

水味或金属味也是新味道的热门候选者。此外，科学家们还在寻找各种受体，比如，能感受辣椒的辣味受体，能感受薄荷的凉味受体。不过目前公认的说法是，辣不是一种味道，而是一种痛觉。

当我们谈论某种东西是否好吃时，通常指的是味道、气味和口感的相互作用，即某种东西在口中的综合感觉。对于大多数人来说，气味是至关重要的。气味有无数种，味道目前为止却只有 5 种。而气味与我们的嗅觉相关，这也是为什么大多数科学家认为约 70% 的味道是通过鼻子感知的。从本质上来说，味觉只是嗅觉的一种变体。如果你感冒了，吃松露意面就跟吃木屑意面没什么两样。

小实验：吃东西的时候鼻子在做什么？

嗅觉对味觉的影响有多大？你可以简单地自行实验一下。将擘蓝、苹果、土豆、梨、胡萝卜和柿子椒切成形状及大小相似的小块，放在盘子上。请你的一位亲友做受试者，让他 / 她闭上眼睛，捏住鼻子，品尝你递过去的这些水果或蔬菜。味道的差别会比想象中要难以分辨。当然，你也可以自己做这个游戏，只要你事先把这些东西混合好，不要作弊。然后在鼻子能呼吸时再尝一下，注意前后味道的变化。

在舌头上融化：我们的味觉机制

除了鼻子以外，舌头对味觉是最重要的，值得我们仔细研究。大家以前可能观察过，并注意到自己舌头表面有奇怪的疙瘩，看起来像丘疹、疣或其他一些讨人厌的突起。患者经常惊慌失措地来到我的诊所说，他们在对着镜子仔细观察时，发现舌头后面有一个小瘤子。而且——哦，我的妈呀——还不只是一个。

别担心，这些东西被称为舌乳头，每个人都有。我们最大的舌乳头，也就是那 10 多个所谓的小瘤子，看起来像按钮一样，被称为轮廓乳头；约 20 个叶状乳头位于舌根两侧；还有 200～400 个微小的菌状乳头覆盖在舌尖。

舌乳头沟壁上的味蕾可达 4000 个，轮廓乳头上的味蕾是最多的。每个味蕾里藏有大约 40 个味觉细胞，上面有味受体。通过它们，我们能感知酸、甜、苦、咸、鲜，或许还有脂肪味或其他未被证明的味道。

许多味觉专家认为，舌尖负责甜味，舌两侧负责酸味和咸味，而舌根负责苦味。这纯属无稽之谈。这一传言之所以如此根深蒂固，是因为德国研究员丹尼尔·黑尼希（Daniel Hänig）在 1901 年的论文中出现了阐释性错误，此后该错误被用于教材中并传播到世界各地。事实上，黑尼希解释过，不同的味受体在舌头上的分布情况大致相同，只不过舌根对苦味更敏感。

既然如此，当我们品尝佳肴的时候到底会发生什么呢？就拿令 M 先生如此难过的牛排来说，它散发出的气味分子会通过鼻子从前面或通过口腔从后面抵达嗅觉细胞，再从那里传到大脑。此外，当我们吃东西时，化学分子也会溶解在唾液中，并冲向各种味受体。以牛排为例，分子停靠在鲜味受体上，并在那里触发电信号，然后由味觉神经传递给大脑的各个脑神经。

大脑的 12 对脑神经中，有 3 对参与味觉感知。第 7 对神经，即面神经，负责传导舌头前 2/3 处的味觉。它的小分支在通往大脑的路上经过中耳，因此在患有较严重的中耳炎的情况下，味觉有时也会停止工作。第 9 对神经，即舌咽神经，负责舌头后部的味道传递。而第 10 对脑神经，也被称为迷走神经，从舌根采集味觉信息。

一旦进入大脑，牛排的信息就会被分阶段处理。在脑干中，孤束核会进行第一步重要反应：流涎、吞咽或呕吐反射。不久之后，大脑的更高级别区域对它进行微处理。然后，大部分信息通过丘脑传递给大脑皮层。丘脑通常被认为是“通向意识的门户”，因为它形成了有意识和无意识感知的边界。在大脑皮层中，这表现为确定肉是可口的还是烧焦了的。

教科书中的味觉工作机制大概就是如此。然而要真正理解风味这种现象，就必须把它看成完全不同的各种感觉在极度复杂的情况下相互作用的结果。许多人谈论风味“体验”并非没有道理，因为无数的因素会影响味觉，或者被味觉影响。

上文提及了最显著的因素：我们是否喜欢某样东西很大程度上取决于食物的气味和口感。比如，我根本不介意牡蛎的味道，但只要想到牡蛎肉在我舌头上的黏稠感，我就会立刻起鸡皮疙瘩，配上再好的香槟也无济于事。

当然，眼睛也会跟着一起品尝。食品公司一直都在绞尽脑汁地研究如何通过一些视觉技巧让浓缩汤料、果粒酸奶、薯片等看起来比实物更美味。举几个例子：白色碗里的草莓酱看起来比黑色碗里的更甜，人们看到红色的酸奶就会认为是樱桃味或者浆果味的，而且会认为红色的食物一般比较甜。与此相反的是，蓝色包装的零食或者罐装汤看起来更咸。此外，一项实验表明，受试者觉得柠檬水包装的颜色越黄，柠檬味就越重。

商业上的投机取巧？当然啦！但这也不一定是坏事。比如，这些策划有时可以帮助我们在不对口味做出较大妥协的情况下，减少糖或盐的摄入量。

耳朵也能品尝味道

美国人查尔斯·斯彭斯（Charles Spence）尤其热衷于（也有人说他走火入魔）研究人类其他感官对味觉的影响程度。他的研究能够出名主要归功于一大堆品客薯片。因为品客生产的每片薯片看起来都一模一样，相当于少了很多变量，所以特别适合斯彭斯著名的薯片实验（至少在研究界比较知名）。

实验时，斯彭斯在他的测试对象和品客薯片前放置了麦克风，并让他们戴上耳机。这样受试者在吃薯片时，就能清晰地听到薯片被咀嚼的咔嚓声，然后以此评价薯片的酥脆度和新鲜度。而受试者不知道的是，斯彭斯对他们在耳机里听到的响声做了手脚。他提高或降低了某些频率，增加或减小了部分音量。因此他们听到的不是自己吃薯片原本的咔嚓声，完全是另一种声音。

尽管所有的受试者吃到的都是同样的薯片，但他们根据听到的咔嚓声，认为吃到的薯片的新鲜度和酥脆度是不同的。他们认为音调高、响度大的薯片比音调低、响度小的新鲜 15%。

斯彭斯于 2005 年在《感官研究杂志》（*Journal of Sensory Studies*）上发表了这一结论，并在学界的小圈子里引起了轰动。然而，普通公众对他的实验几乎没有兴趣，这并不妨碍斯彭斯继续进行无数类似的实验——从咬苹果的嘎吱声到打开含气饮料罐时的嘶嘶声。斯彭斯甚至声称，我们一半的味觉体验都是基于视觉、触觉和听觉。

这些结论背后的原因可能是源自我们自己的经验和期望：红色的浆果大多是甜的；黄色的食物常常是柠檬味、香蕉味或者香草味；刚开封的薯片要比我们打扫卫生时在沙发缝里找到的更脆。这也可以解释，为什么有些人——包括我在内，不吃名字倒胃口的食物。我知道，珍珠麦是对人体完全无害的谷物，味道也许也没那么糟糕。但是，我还是不能说服自己把这个名字听起来像毛毛虫[①]的东西放进嘴里。

一位朋友的父亲对“Grütze”这个词也有同样的感觉。当这

① 德语里的“Graupen”（珍珠麦）的发音听起来很像“Raupen”（毛毛虫）。

道甜点第一次以“Grütze”[①]的名字出现在家庭餐桌上时，这个原本并不挑食的男人对它产生了强烈的恶心感并拒绝品尝，因为鸭池中那种绿色的、黏稠的东西也被称为“Grütze”（顺便说一下，耶拿大学的研究人员发现，这类东西其实很健康而且富含蛋白质）。大约一年后，当这道甜品以“红莓果做的甜品”为名再次被端上餐桌时，立刻成了他最爱的甜点。在他们家，现在还禁止说“Grütze”这个词。

为什么小孩不爱吃菠菜

我深深着迷且想努力研究清楚的一件事情是，即便是多少讲点道理的成年人也会拒绝吃一些东西，那如何让那些（绝不讲道理的）小孩子吃那些他们出于某种原因不想吃的食物呢？仅仅靠“这很健康”几个字肯定是行不通的。

在我有孩子之前，我认为“儿童拒绝菠菜”是一种刻板印象。如今，我的儿子给我好好上了一课。他的营养来源好像只有肉、巧克力和蛋糕。从两个角度出发看待这种挑食行为是互相矛盾的：作为一位母亲，我真的受够了站在炉子前花几个小时去烹饪在我看来完美的、健康的、可口的小饼干，而小家伙们在吃了第一口后肯定都会想吃巧克力榛子酱面包。然而，作为一名医生，我知道这种烦人的行为本质上是合理的。

人类摄取食物在很长一段时间里都是一件高风险的事情：

① Grütze 是德国一种羹类甜点，后文出现的 Grütze 全称叫 Entengrütze，指浮萍这种植物。

在很久以前，饮食不是为了享受，而是为了生存。那时候既没有保质期，也没有食品标签，更没有食品监管。苦味代表食物有毒或者难以消化，酸味表示食物腐败变质，而甜味一直都是食物安全且高能量的象征。自然界中几乎没有哪种甜食会严重危害到人类的生命，而且其中高含量的热量被视为理想的能量来源。

因此，我们天生就喜欢甜食，厌恶酸苦。对新生儿做一个简单的实验即可证明这一点。如果你自己有宝宝，可以让他舔一下柠檬片。马上，你就会接受这个残忍小实验带来的惩罚——而且声音很大。

婴儿喜欢母乳。任何尝过这种饮品的人，都不会再对幼儿如此热衷于甜食和高脂肪食物感到惊讶。母乳几乎集合了甜度和脂肪的精华，可以比作婴儿的巧克力酱。也难怪大一点的孩子都需要肉类、巧克力和蛋糕来作为它的替代品。相比之下，蔬菜就令人难以接受得多。即使是成年人，大多也是如此。在我沮丧或者压力大时，我也绝对不会对洋蓟产生渴望，更不会因为吃了它而心情变好，孩子们也同样如此。

尽管如此，面对小饕餮们的生存本能（挑食怪癖），我们作为父母也并不是只能任其摆布。各项研究表明，母亲可以在怀孕期间培养孩子的口味，因为胎儿在16～20周时开始形成味觉。由于羊水会吸收母亲饮食中的气味，婴儿也会习惯妈妈偏好的食物，不管是酸黄瓜、巧克力酱还是哈尔莰奶酪。

法国研究人员让受试女性在怀孕期间一直吃八角，结果显示，她们的孩子对香料的厌恶程度低于那些妈妈在孕期没有过多摄入八角的对照组儿童。这同样适用于母乳喂养。即使母乳中有浓烈的大蒜味，也完全不会影响早已习惯的婴儿。

如果你和我一样，错过了让孩子在出生前就习惯吃西蓝花的机会，或许可以参考丹麦营养师珀·莫勒（Per Møller）的建议。对于抵制蔬菜的挑食儿童，他建议采用巴甫洛夫的条件反射方法：将孩子喜欢的食物与因不习惯吃而通常遭到抵制的食物放在一起。例如，小香肠（欢呼）和茴香（呸）。香肠会激活大脑中的奖赏中心，茴香则不会。莫勒表示，如果这种组合重复得足够频繁，那么某一刻起，在没有小香肠的情况下茴香也能调动幸福激素。据说莫勒甚至用这种伎俩让 2 岁的孩子吃了洋蓟泥。

诚实起见，我不得不说，“莫勒反射法”对我的儿子毫无作用。这个聪明的小家伙每次都只吃小香肠。当最终只剩下蔬菜时，他就什么都不吃了。要不就是丹麦小孩和其他小孩不一样，要不就是我的儿子是一个令人极度绝望的挑食案例。

第2章

深不可测：咽喉

从声嘶力竭到喃喃低语——声音

许多人一直希望自己能重新变成一个孩子，而我并不想。孩子们在我看来不值得羡慕，因为他们必须一直听从大人的话，也不能喝红酒。只在一件事上，作为孩子确实更好一点：他们不会压抑自己的声音。

即使是婴儿也会不停地自说自话。是否有人倾听对他们而言似乎一点也不重要，最重要的是自己玩得开心。在不到3岁的时候，我的孩子可以对着手机里的唱录软件唱几个小时的《雅各布兄弟》《我的小鸭子》和《来自非洲的小鳄鱼》，然后兴奋地把自己的作品听个上千遍。我希望，他们能够尽可能久地保留这份健康的自恋。我自己和绝大部分成年人一样，觉得自己的声音太糟糕了。

当然，我小时候也非常喜欢自己的声音，常常大声地唱歌，哪怕走调也很开心。在这三个方面我肯定是第一名，毕竟当大家谈到我的童年时，它总是第一个出现的话题。现在，当我听到自己在磁带或MP3音乐播放器上的说话录音时，会觉得这是对他人的极大伤害。录音中的我喃喃自语，口齿不清，而且音调极低。其他人是如何做到听我的声音还不发疯的呢？

然而，唱歌时的我更能够容忍自己的声音。我甚至还是一个爵士乐队的主唱，仔细想来真是难以置信。但令人惊奇的是，随着每一次排练和演出，我慢慢地习惯了这些从我嗓子里发出的奇怪声音。或许爵士乐队是我的一种对抗疗法。毕竟，从长远来看，讨厌自己的声音是相当累人的，况且它永远都是我们最重要的交流手段。当我们与人交谈时，重要的不仅是内容，还有说话的方式。通过陈述、呼喊、嚎叫、耳语或尖叫表述自己的想法，我们的话语会具有完全不同的意义。

声音在沟通中的重要性，往往在其缺席的时候最为人在意，比如在发短信的时候。我们经常不得不需要无数的表情符号来帮忙，或者使用尴尬的缩写，如lol（大笑），以此来明确表示对方说的事情在自己看来很有趣。

用声音表达则不需要这些替代。它能让人立即明白，“你来了”的意思到底是“太好了，你来了，宝贝”还是“你怎么现在才来，白痴”。声音就像指纹一样有个性，而与手机聊天软件不同的是，声音与我们一直在一起。因此，是时候去好好了解它了。

带橡皮筋的管道：声音从何而来

声音在我们日常生活中有多迷人这一话题，我将在后面的章节中详细阐述。我想邀请大家先来一起探索这一奇妙的工具并重视它。例如，我们可以通过这个问题开始：为什么大多数人会觉得自己的声音有点奇怪？

对于周围的人而言，我们是行走的扬声器：我们将声音的声波发送到其他人的耳朵里，在那里，它们被传送到大脑，并重新编码成我们独特的嗓音。与此相比，听自己的声音时会经过两次传导：一次是从外部，即通过空气传递声波，另一次是从内部，即通过颅骨传递声波。两者一起导致我们的声音听起来很别扭，而我们要用一生去习惯的恰恰是这种别扭的声音。

当我们第一次在电话答录机等电子设备上听到自己的真实声音时，最好的情况只是感觉到陌生，最坏的情况则是难以忍受。更难受的是，想到其他人听到的永远是这个声音。这是你必须首先接受的事实。不过随着你听自己真实声音的次数越多，对这个陌生声音的接受速度就会越快，和孩子们一起录歌对此帮助极大。

声音从哪里来？曾有患者在咨询的时候问我，声带是不是像长绳一样成束地从咽喉挂到胃里。拥有彩色带子一样的声带这一想象如此迷人，以至于它现在像耳虫一样在我脑海中不停徘徊。可惜，现实并非如此。

这个患者所说的声带，其实是包有黏膜的声韧带。声带其实不是束状，而是两片。

请拿出镜子、勺子和手电筒，再张开嘴，大胆地看一眼自己的口腔：下方懒洋洋地躺着的是舌头，顶部紧绷的是上腭。位于后缘正中向你打招呼的是与软腭相连的悬雍垂——我最近在诊所病例中发现，人们甚至会在悬雍垂上穿孔。其两侧悬有腭扁桃体，如果它们出现感染和炎症，则需要在手术中被切除（切除手术后患者甚至能被允许吃大量的冰激凌）。最后，借助勺子和手电筒，我们可以看见咽后壁，它以陡峭的弧度继续向下延伸。

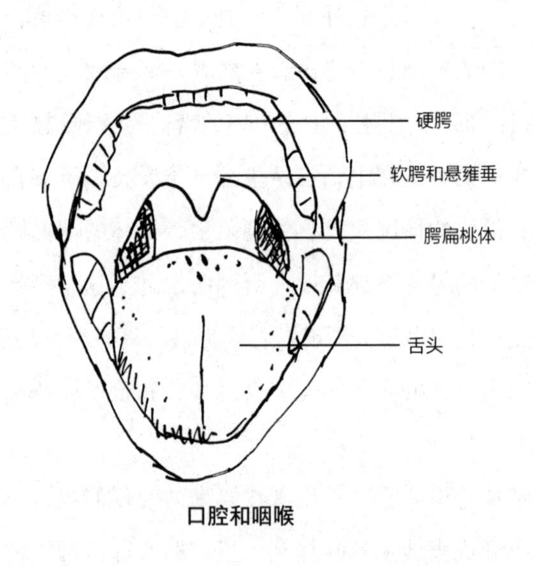

口腔和咽喉

如果你沿着咽后壁向下走，很快就能遇到喉头，这是一个软骨结构，在脖子中间的位置，从外面可以摸到它——那个坚硬而突出的地方。男人喉咙处这块突出的部分也被称作“亚当的苹果”，之所以被如此命名据说是因为禁果卡在了亚当的喉咙中。而对比夏娃的惩罚（忍受分娩的痛苦）来说，我觉得这都称不上是惩罚。实际上，亚当的苹果（即喉结）只是甲状软骨，它也是喉软骨中最大的一块软骨。

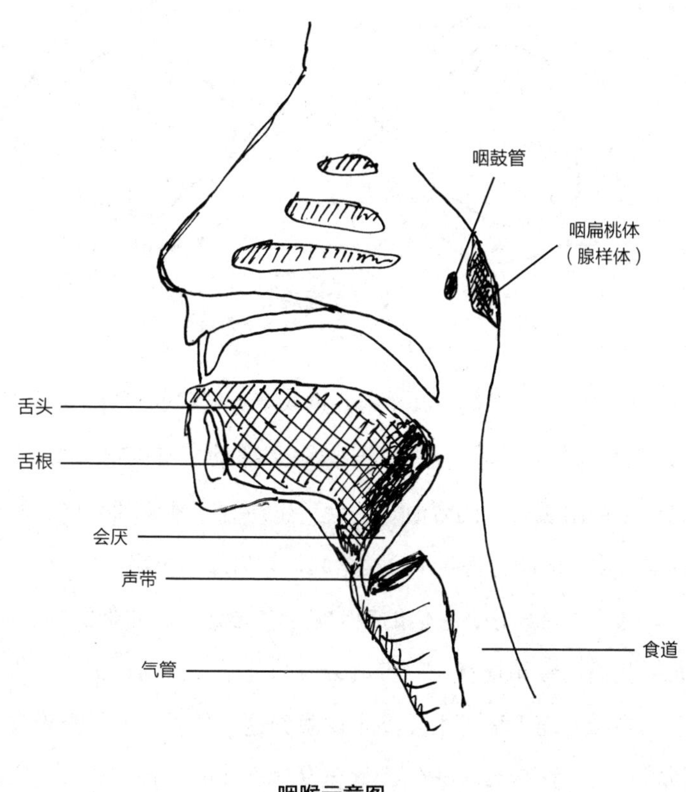

咽喉示意图

喉咙是进化的杰作。它连接咽部和气管，还藏有声带。没有它我们就无法说话，也不能打鼾或唱歌。你可以将喉咙想象成一个厨房用纸被用完后留下的纸筒，在筒口处仿佛有两根被拉成 V 字形的橡皮筋，这就是声带，长度一般为 1～3 厘米，声带之间的间隙被称为声门裂。

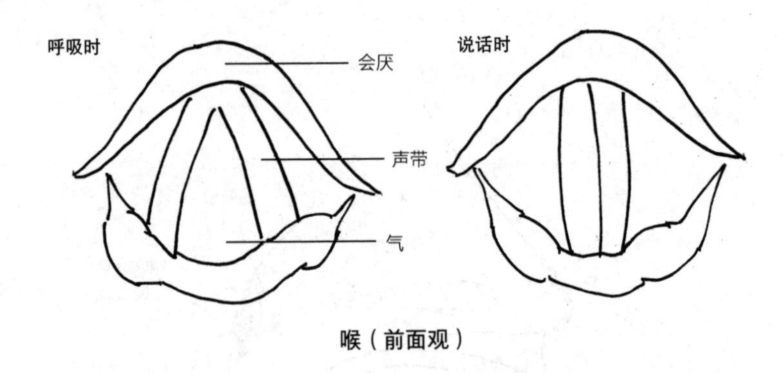

喉（前面观）

吸气时，声带被拉开，空气进入下方紧邻的气管。呼气时，肺部的空气再次向上涌去，导致声带振动。当声带靠得很近，以至于声门裂几乎闭合时，就会产生声音。其原理类似于沸腾的锅，蒸汽的压力将盖子稍稍抬起，然后发出声响。

如果声带放松，它们的振动则会更慢，并产生低沉的音调。如果我们的音调提高，声带就会紧张起来，振动得更快。你也可以在纸卷筒上面绑上皮筋来观察到这一效果：如果把橡皮筋拉得很紧，然后弹拨它们，就会发出高亢的声音。如果把它们放松一点，弹拨时则会听到更低沉的声音。

普通男性的声带每秒振动约 100 次，高亢的女声则是其 2 倍。总的来说，如果将这些无数微小的振动转换成实际数据，声带每天移动的距离可能达到数公里。

因此，尽可能温和地、以自然的方式使用声带很重要。但要提醒一点：不要因此就频繁使用耳语！感冒患者应尤其注意，不要认为低声说话是在帮自己的嗓子放松。事实恰恰相反，低声说话会以一种完全异常的方式过度拉紧声带，只有在紧急情况下才可以使用这种说话方式。如果声音嘶哑，建议闭上嘴巴（不过这完全不现实），或者尽可能正常地说话，不要被喉咙里传出的奇怪噪音干扰。

因为我们颅腔有无数个空间——鼻腔、鼻窦、咽喉和口腔，由此产生的声音也千变万化。这些共鸣腔的结构就像我们自身其他结构一样个性化，当我们说话过程中移动上腭、舌头、下腭或嘴唇时，声音就会不断变化。当你一个接一个地、缓慢地、大声地、清晰地诵读或唱出 A-E-I-O-U 这 5 个元音时，请观察一下嘴的周围和嘴里有什么变化。鼻塞或鼻窦肿胀会减少这些共鸣腔空间，这就是为什么我们在感冒时听起来就像“堵住”了。

青少年、木乃伊和阉人：声音听起来如何

为什么男人的声音比女人更低沉，这从解剖学上很容易解释——男人的喉咙更大，因此声带更长。理论上来说，较长的声带产生的是深沉的男低音或男中音，因为它们振动得更慢。但也有特殊情况，假声男高音歌者的喉咙小，声带短，振动快。此外，男性的声音在变声期会变得更低沉，是由于喉咙在生长发育时突出程度较大，这也是男性在青春期产生大量的睾酮造成的。

女孩的声音在青春期也发生了变化。她们的身体也会产生睾酮，但数量要少得多。因此，女性的声带在青春期会变长约0.5 厘米，声音会低三度。而男生的声带会变长 1 厘米，他们的声音在变声期后会低一个八度。

数百年来，拥有特别优美的声音的假声男中音歌者和假声男高音歌者不得不在青春期之前进行阉割手术，以阻止喉咙生长，从而使声音一直保持在当前的音区。这在意大利尤为常见，例如教皇唱诗班招募歌者。直到 20 世纪初，教皇皮乌斯十世（Pius X）才正式禁止教会唱诗班使用阉伶。

如果你想了解没有睾丸的男人的声音听起来是什么样子，可以听听美国歌剧歌手迈克尔·马尼亚奇（Michael Maniaci）的声音，这在全世界是独一无二的。他的身体各部分仍然健全，但出于某些原因，他的喉咙在青少年时期没有进一步发育，这也是为什么他在 40 多岁时仍拥有一个美妙的假声男高音。

利用喉部和咽部的解剖学坐标系，甚至可以人为地重现声音。这需要很大的耐心、一台电子计算机断层扫描仪以及一台 3D 打印机。最近，利用这种方式，由大卫·霍华德（David Howard）和约翰·斯科菲尔德（John Schofield）领导的英国研究人员重建了埃及祭祀利兹木乃伊（Nesyamun）的声音。这位抄写员生活在拉美西斯十一世（Ramses XI）统治时期的埃及，位于现在的卢克索（Luxor），已经去世 3000 多年。

然而，可怜的利兹木乃伊在他的长眠过程中总是被反复打扰，以便化学家和外科医生能够对其进行详细检查。随着科学的进步，这位祭祀还不得不反复忍受 X 射线及各种计算机断层扫描检查。科学家发现，利兹木乃伊大约在 50 多岁去世，而且牙龈状况相当糟糕。另外，扫描还发现他的喉部和咽部保存得非常好。

因此，霍华德和斯科菲尔德能够精确地测量利兹木乃伊的声带，并使用 3D 打印技术将其重建。结合一种可替代喉咙作为声源的特殊技术，科学家们终于重现了一个元音的真实发音，其介于英语单词“bed”和“bad”的元音之间。只是为了还原一个元音，科学家便为此付出了巨大的努力。目前为止，木乃伊开口说话可能只会在电影院银幕上或文学作品中出现。

据说，利兹木乃伊表达过的愿望正是他的声音在来世也能被听到。无论如何，现在全世界都能在互联网上听到他的声音，这也算是愿望成真了。遗憾的是，他的声音听起来像一只发情的雄鹿。

不断迁移的喉咙：人类何时开始说话

为什么新生儿可以连续不断地吮吸母亲的乳房吃奶，甚至中途不用呼吸？这不是绝望的母亲们在近乎崩溃的母乳喂养过程中的经验，而是一个事实。原因在于新生儿的咽喉结构。在婴儿约 3 个月大之前，他们可以同时进行吞咽和呼吸。和大部分哺乳动物一样，他们的喉咙位于食道上方，这使得这一奇迹能够出现。

喉部位置高的缺点在于，咽部没有足够的空间来形成不同的发音，即说话。正是由于在进化过程中人类的喉咙越来越往咽喉深处移动，所以解剖学上的发音才得以实现。简而言之，只有拥有深入咽喉的喉咙的生物，即人类，才能说话。

这一学说流行了至少 50 年，最先由美国科学家菲利普·利伯曼（Philip Lieberman）提出。喉下移理论一方面解释了为什么猿猴虽然与人类如此相似却不能说话。另一方面，他还得出一个结论：人类语言必定是在约 20 万年前发展出来的，当时人类的喉部已经向下迁移到喉咙中足够深的地方了。

对这一理论的强烈驳斥于 2019 年才由格勒诺布尔大学的路易-让·博埃（Louis-Jean Boë）领导的研究小组提出。他们系统地评估了过去的研究并收集了自己的数据。研究结果反对以前从论点出发所提出的流行假设。新研究提出，喉下移并不是人类独有的特征，甚至不是说话的绝对必要条件。此外，还有一些人类之外的灵长类动物也可以发出声音。例如，从解剖学角度上看，猕猴就具有发出数千种不同声音的先决条件。

因此，语言出现的关键不在咽喉，而在大脑。单从解剖学角度出发，人类可能在更早的时候就已经开始说话了，也许是在 2000 万年前。然而，目前我们仍不清楚我们的祖先何时有足够的智慧进行这一行为。

食物如何进入胃部？吞咽

当我还是助理医师时，我的主任医师是一个出色又奇怪的人。早在工作面试时，录取我的决定性因素似乎是我学过一年多的拉丁语，而且会演奏多种乐器。术前会诊时，他常常望着窗外出神，让我们也抛开脑海中的鼻中隔和鼻息肉，用窗外鸽子的求偶行为帮助大脑放松下来。

有一天，我们全员跟着他去查房。走在医院走廊上的时候，他突然停下来，像定住了一样，竖起食指并郑重其事地说："走路就像吞咽一样！"我们这些人沉默地看着对方，确信他彼时可能失去了理智。没有人敢上前询问他为什么这样说。

如今我知道了，这句话中暗藏了许多真理。主任医师的意思是，接受过重大耳鼻喉手术的患者，如果能够重新自主吞咽，往往就能再次站起来走路。吞咽能力恢复得越好，最初摇摇晃晃的步态就会变得越来越稳。对我的主任医师而言，吞咽意味着康复。

事实上，我多年来观察到的情况也是如此：当患者开始自主吞咽时，他们能重新获得能量，生命力也逐渐得到恢复。而无法自主吞咽的患者常常还是躺在病床上，无论手术已经完成了多久。虽然还没有关于这方面的科学研究，但更多事实可以用来佐证。比如，那些需要使用拐杖或助行器的老年人更容易噎住，在进行这种复杂行为时，他们吞咽的肌肉群已经无法像活蹦乱跳的小鹿一样能够相互协同。

吞咽是除了呼吸之外身体最重要的功能，因为我们必须吃饭和喝水。只要能吞咽，就能生存。然而，我们无法有意识地去操控吞咽过程中的大部分细节——当涉及物种生存问题时，自然界更倾向于避免其自主意识的干扰。

此外，我们还能通过吞咽来清洁食道，这就是为什么成年人不知不觉中每天要吞咽1000～2000次，但每一次我们都将自己的生命置于潜在的危险之中。因为自然界很不幸地将我们的喉咙设计成这样——呼吸和进食的通道在那里交叉。唾液、薯片或可乐最终进入的必须是胃部，而不能是肺部。

每次吞咽时，我们会吞下约10～20毫升的固体食物以及比它多2倍的液体，之后食物会离开食道再进入胃部。然而这一行为背后要靠一个精细的程序操控这一切，该过程涉及20多对肌肉和5对脑神经。这是每个医学生求知路上的噩梦。

吞咽的整个过程分为四个阶段：

当进行**口腔内部预处理**时，自主意识还有一点话语权。此时，舌头会检查嘴里的东西是否是我们想要吞咽的。如果是，我们就开始咀嚼，将细碎的食物与大量唾液混合，多少有意识地将它们团成一堆，使其成为食团。

下次吃饭时，可以注意下在吞咽之前这堆食团在你口腔中的位置。如果你将食团放在门牙后面，那么你就像大多数人一样，属于门牙型。如果你将食团储存在舌底，你就是相当罕见的汤勺型。

在**口腔运输阶段**，舌头将食团混合物推向上腭后以进入咽部。虽然张嘴咀嚼效果很好，但即使是再没有餐桌礼仪的人，到了最后一步也得闭上嘴巴——吞咽只能在闭嘴的情况下才能进行。

一旦到了**咽喉处理阶段**，一切都晚了，此时吞咽不能再被随意控制，只能向下行进。你可以尝试一下在吞咽时叫停，但是你不会成功。如果你可以的话，请给我写信，我非常乐于对此进行研究。

这个真正的吞咽阶段是最复杂的。现在最重要的是，要确保食物最终既不会进入鼻子，也不能着陆于肺部。前者或许听起来很好笑，如果你向熟人询问他们是否有面汤从鼻子里喷出来的经历，就会发现相当多的人都有这样的故事，只是他们从来不敢说出来。然而，如果食物进入肺部，那就不好笑了。

为了确保这两种情况都不会发生，在上方的软腭封闭了食物通往鼻子的通道，耳朵里出现咔嚓声。同时，会厌向下封闭气管。当通往肺部和鼻子的通路都被堵塞时，食道的入口会短暂地打开，食团滑入，然后呼吸道再次开放。

在**食道处理阶段**，食团以每秒约2～4厘米的速度向胃流去。在这一过程中，食道会以浪潮的方式蠕动，确保没有食物倒流。吞咽甚至能够克服重力：瑜伽大师在倒立几个小时后为了恢复精力，会吃一根香蕉，同时仍保持这种姿势，而香蕉依旧能顺利到达胃部。

但是，你不应该让食道承受太过剧烈的后弯动作。就在最近，一位年轻的意大利女士在这种情况下发生了食道撕裂，这令我的意大利同行极其激动，他们立刻发表了一篇相关的论文。因为理论上来说，食道是一个非常有弹性的器官。

没有人比急诊室的父母和工作人员更了解这一点。在那里，一项非常普遍的工作就是把消失的物件从孩子的肚子里变出来。

小朋友们觉得硬币和纽扣电池、积木拼装模型的零件等小物件格外可口，3 岁的孩子能够将其轻松吞下。

根据美国哥伦布市全国儿童医院医生的分析，这种误吞现象正在增加。1995 年，每 1 万名 6 岁以下的儿童中就约有 10 人因误食而不得不去看急诊。2015 年，这一数字达到了每 1 万人中就有 18 人，这意味着几乎翻了 1 倍。没有人能解释为什么会这样，或许是现在焦虑的父母能够反应更快地把孩子送到医院，这是完全正确的行为。例如，如果锂电池卡在食道里，会严重灼伤相关部分的组织，因此应该尽快就医，以将电池取出。家庭急救措施也很有必要，如果孩子的年龄超过 12 个月，父母可以每 10 分钟给他喝 2 汤匙蜂蜜，以中和电池带来的伤害。至少在对猪的实验中表明，这种家庭急救措施确实有效。一旦硬币、电池和其他物品落入胃中，就可以解除警报了。一般情况下，在医务人员的监督下等待吞进去的东西排出来即可。如果在 24～48 小时内没有出现这种情况，就需使用内镜将电池从胃中取出。无论何时，如果误吞电池，应该立即就医。

这种奇怪的“饮食行为”并不一定会随着年龄的增长而消失。医院档案里也有不少显示成年人的身体里充满各种物品的 X 线片。吞下假牙碎片算是比较无害的案例，一位 76 岁的老妇人甚至与胃里的一支圆珠笔共处了 25 年。一个作家的肚子里有好几支牙刷，在做手术将它们取出来前他还在写作；一个瘾君子在肚子里藏了一个打火机，相比之下东西在他胃里停留的时间比较短，只有 17 个月（他用塑料袋将打火机包了好几层再吞咽，由此我推断他一定是在警察检查时把打火机误认为毒品了）；几年前在爱尔兰，一个 29 岁的囚犯津津有味地吞下了他的手机（整个）。

悲观主义者可能会因此断定，世界上一定有相当多的蠢蛋。与此相反，我非常崇拜那些能够吞下手机的人，把这些人称为“吞咽超人”或许会更合适。毕竟，很难说这样强大的吞咽能力在进化过程中不会成为一种优势。

第3章

被低估的美丽：耳朵

贝壳、蜗牛和骨链：我们的耳朵如何工作

我之所以能成为一名耳鼻喉科医生，都要归功于耳朵。这样说你可能觉得有点奇怪，但我必须承认：我是一名耳朵狂热者。对我来说，没有其他器官能如此令人兴奋，如此优雅，如此美丽。无论从哪方面看，耳朵都是一件艺术作品。

可惜，我在医学院毕业前不久才意识到这一点。实际上我开始学医只是因为没有合适的学习机会来实现我彼时的梦想（在英国某地学习文学）。与预期相反的是，我喜欢上了医学，主要是因为它的多样性：我最开始想成为一名妇科医生，然后又想做外科医生，后来希望自己能帮助患者治愈癌症。唯一可以确定的是，我绝对不想接触任何与耳朵相关的事情——因为

我父亲就是一名耳鼻喉科医生。

耳鼻喉是我上学期间的最后一门课程，我只想要及格，没有别的期待。直到有一天，我和其他几个同学去了吕贝克大学的耳鼻喉系上课。我们穿着手术服，围在手术台边，一名戴着绿色医用口罩的医生正对着一只耳朵操作手术。突然他转过身来，脱下手套，拿起一张纸条，开始画画。

“我正在进行一台针对耳朵慢性发炎的手术，”他亲切地说，“因为很难凭空想象手术如何进行，所以我给你们画出来。”在不到一分钟的时间里，这名医生像变魔法一样画出了一幅教科书般令人惊叹的颞骨岩部素描，我们耳朵的大部分结构都被包含其中。

时至今日，我不知道是什么给我留下了更深刻的印象：是一个主任医师中断手术向无知的学生解释情况，还是他身为一名医生却能够画出如此精美的艺术作品。无论如何，当时我想：“如果耳鼻喉科医生都能把人体画得这么生动精美，那我也想成为其中一员。”

来自史波克[①]的问候：外耳

大多数人常说的耳朵其实只是我们颅骨内由通道和孔洞组成的蜿蜒系统的可见部分，但准确地说应该还包括当时给我留下深刻印象的颞骨岩部，即我们太阳穴处那个极其坚硬的锥形部分。明显可见的耳朵是人类和哺乳动物区别于其他生物的一

① 史波克为科幻影视系列作品《星际迷航》中的角色。——编者注

个特征。例如，鸟类将它们的整个头部用作耳廓，蟋蟀用膝盖听声音，而鱼的听觉接收器则在眼睛后面。

外耳包括耳廓和外耳道，外耳道从耳洞进入弯道开始，到鼓膜结束。耳廓由软骨组成，形似一个柔软的小丘，所有人的这一结构都很相似，但实际上就像每个人体结构一样极具个性化。

耳廓最重要的标志是耳轮。它是顶部外侧突出的软骨，在这里打耳洞被认为是特别英勇的行为，因为会特别痛。再往内侧与它平行的，像一个平缓沙丘一样的是对耳轮。外耳门前面那块肉乎乎的突起部分被称为耳屏，向内部延伸的峡谷一样的部分叫耳甲腔。最底部的是耳垂，它只由一点皮肤和脂肪组成，一般人都会选择把耳洞打在这里。

耳廓的主要功能是定位声音：传入的声波在它的各式弧线上发生折射，这就是为什么声音会因其传来的方向不同而听起来不一样。因此，即使只有一只耳朵，我们也能很准确地分辨出声音是来自哪个方位。通过两只耳朵的相互配合，大脑也可以计算出，一辆汽车是从自己右边还是左边驶来，因为声音信号能以最小的延迟到达耳朵。

由于人类不再在野外生活，曾经大得多的耳廓逐渐退化。然而，有些人耳轮的上面仍有一个小肿块，即所谓的达尔文结节——这是进化的遗迹，彼时所有人都还拥有像史波克那样的耳朵。部分人还保留一个已经退化的特征：一块残存的肌肉组织，用于移动耳廓，从而更好地定位声音。我自己也保留了这部分功能，有时甚至可以通过抖动耳朵来将无聊的寒暄进行下去。而这之后还会选择站在我旁边的人，通常我都能跟他们很好地相处下去。

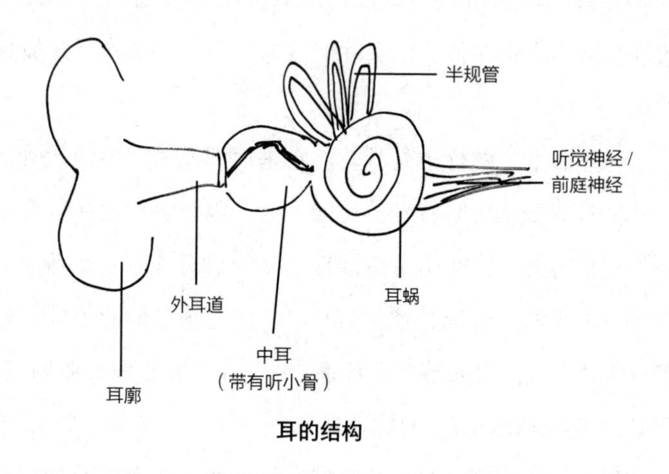

耳的结构

如果我们观察一下外耳道，首先看到的是薄而短的汗毛（有的也会厚而长），它们可以防止沙尘、虫子或其他东西进入我们的耳朵。外面部分的外耳道壁仍然是由软骨构成的，再往里则是由骨质构成。它们被一层皮肤覆盖，上面有 1000 多个腺体，勤劳地生产耳屎——但没有人感谢它们。恰恰相反，几乎每个人都想以某种方式将这些东西弄走。在我的临床经验中，患者最频繁的要求就是："帮我清除这些脏东西！"

我认为这对耳屎是不公平的，因为它真的值得一个小小的形象宣传。首先让我们更多地去称呼它的真名：耵聍（这听起来干净多了）。耵聍，俗称耳垢，并不是脏东西，反而能对耳朵起到保护和清洁的作用。其中的油脂能使皮肤保持柔软，让它不会过分干燥。此外，耵聍还会接纳一切不应该长期留在耳朵里的东西：皮肤细胞、脱落的毛发、灰尘。在细小汗毛和我们咀嚼动作的帮助下，所有的污垢和油脂被非常缓慢但持续不断地运送出去，并且完全不需要借助棉签清除。如果从外面可以明显看到耳垢（也只有在这种情况下），你可以用手帕小心地擦拭掉它。此时要遵守一项原则：清洁时外物插入外耳道的深度应仅限于食指所能达到的深度——不应特别深。我强烈建议大家不要采用其他任何清洁方式或工具。

耵聍中不仅含有油脂和苦味物质（我知道一些人尝过），而且还含有抗菌和抗病毒的活性成分。科学家们猜测它可能是我们免疫系统的一个重要部分。早在 20 世纪 80 年代，他们就发现，耵聍可以杀死或至少阻隔近 12 种菌株。在 10 年后，俄罗斯的一项研究也证明了其对抗病毒的作用。但是，也有一些研究表明情况正好相反。潮湿的环境也能成为细菌的天堂——可能只有干燥的耵聍才有免疫作用。但谁知道呢？也许有一天甚至有可能从耳垢中合成抗生素。在任何情况下，我们大可以对耳朵里的污垢采取一种更友好的态度。

在 2～3 厘米长的外耳道的末端，我们终于遇到了鼓膜，这是通往中耳的边境站。鼓膜是一层非常薄的、半透明的灰白色膜，其形状让人联想到圆盘式卫星电视天线。它极其敏感，甚至微小的空气分子的运动都能引起它的振动。最终这些振动会在我们的大脑中生成音乐、儿童尖叫或广播新闻。

扩展阅读：小小的声学理论

谈到声音，我想先在此处介绍几个术语：声波、频率、赫兹、分贝。没有这些术语，你就无法在听觉这个主题中将知识了解得更透彻。这些术语理解起来其实没有那么难。

声波不过是挤压空气发出的声音。以这本书为例，你现在可能正拿着这本打开的书（除非你是用电子阅读器），在打开的书页之间有空气分子。如果你现在突然合上书，就会听到一声轻响。简单来说，这些是在书的边缘的空气分子突然被挤出去，在那里它们又把其他空气分子撞到一边，而其他空气分子又把下一群空气分子推到一边，如此反复。当你把石头扔进水里时也会发生类似的情况。石头挤开了它周围的水分子，这些水分子进而又挤走了旁边的水分子，然后就出现了涟漪。在声波中，被挤走的不是水而是空气，我们看不到它们，但是可以听见它们。

现在让我们形象地想象一下声音这个波浪。它实际上不像石头落水产生的圆形水波，更像我们从电视剧中医院的监控设备上或智能手机的语音备忘录功能中看到的曲线。这个波有一个频率，它描述的是在单位时间内波浪上下摆动的次数。如果波每秒运动 5 次，则频率为 5。如果它每秒运动 100 次，频率就是 100。频率的单位称为赫兹，缩写为 Hz，以德国物理学家海因里希·赫兹（Heinrich Hertz）的名字命名。

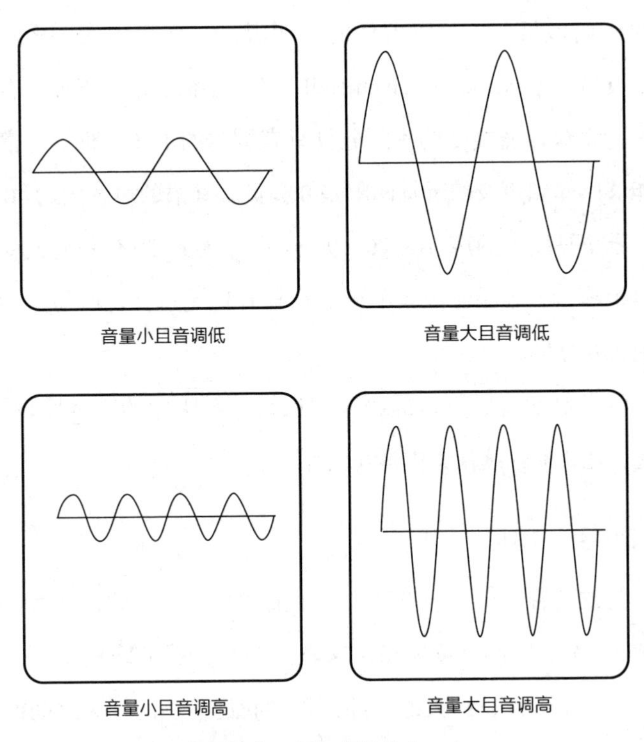

音调的高、低与音量的大、小

声波的频率越高，我们听到的声音就越高亢。频率越低，声音越低沉。例如，在音乐领域，音叉的基准音 A 音，国际标准频率为 440 赫兹。钢琴的最高音，即 c5，其频率超过 4000 赫兹。

声音的响度取决于有多少空气分子以多快的速度被挤开。如果你慢慢合上这本书，它发出的声音会很轻，因为空气分子有足够的时间一点点地躲开。如果你迅速合上它，许多空气分子在短时间内被挤开，就会变得很响。

响度以分贝为单位，缩写为 dB。B 是大写字母，这个单位原本叫做贝尔，是以电话的发明者之一亚历山大·格雷汉姆·贝尔（Alexander Graham Bell）的名字命名的。然而，在实践中，大众普遍接受的实际分贝只有贝尔的1/10。听力正常的人能够感知到声音的听觉阈限是0分贝。耳语的声音大约40分贝，繁华马路上的声音为70～90分贝，超过120分贝时人就会觉得很痛苦，如果除夕夜的鞭炮从你耳边飞过，轻而易举就能达到170分贝。

所幸也不需要更多的物理知识来理解听觉的基本原理了，因此，让我们继续探索中耳和内耳。

鼓和小号：中耳

在鼓膜后面，我们将进入一个通风良好的空间，它大约有一颗M&M's巧克力豆大小，这就是中耳，更准确地说——鼓室。在这个部位，巨大的外部世界和我们渺小的耳朵之间的压力不断得到平衡。如果在坐飞机或乘坐缆车时，你感觉耳朵突然关闭，那么就是咽鼓管开始工作了。这是一个小通道，从中耳的下部斜着向下延伸到鼻咽部。每当你吞咽时，这个通道就会打开，这样耳朵里的压力就能与外界的压力平衡。

在上鼓室内，摆动着一条由3块相互连接的小骨头组成的链条，即听骨链。这3块小骨头分别是：锤骨、砧骨和镫骨。它们形如其名，是人体中最小的骨头。如果没有这条微小的听骨链，大部分声音在鼓室中就会消失。这3块听小骨有效地将传入的声音从外耳传到内耳。锤骨与鼓膜相连，即间接与外耳相连，而镫骨则位于与内耳的连接处。你也可以把这个链条想象成一条电源线，只不过其中流动的是声音而不是电流。

人的中耳还有两个内置消声器，它们就是与听小骨相连的两块小肌肉：镫骨肌和鼓膜张肌。镫骨肌在大约 80 分贝的音量下开始工作。当它收缩时，就会绷紧听骨链，这时听骨链就不能很好地振动，从而削弱了向内耳传播的声音。它在另一侧的伙伴是鼓膜张肌。如果声音过大，它会像它的名字那样，收紧鼓膜，然后振动就会削弱，传递的声音也会减少。

这些作为消音器的肌肉最多可将噪音传输削弱上千倍。可惜有两个限制条件：这个过程需要大约 1/100 秒的时间，所以耳朵在突如其来的巨响前往往无法受到保护。此外，像所有肌肉一样，它们也会感到疲惫，对于噪音的中断它们都会心存感激。

一架卷起的钢琴：内耳

我们的内耳是一种充满液体的转换器。在这里，声波被转化为神经脉冲，然后在大脑得到处理。在这一过程中到底发生了什么，还没有人能够实时观察过。因为整个听觉装置过于敏感，而听觉所在的颞骨岩部也过于坚硬。尽管如此，科学家已经发现了一些关于听觉系统解剖学的迷人之处。听觉研究的先驱之一便是出身匈牙利外交官家庭的生物物理学家盖欧尔格・冯・贝凯希（György von Békésy）。

颁给邮政职员的诺贝尔奖：盖欧尔格 · 冯 · 贝凯希

冯 · 贝凯希 1899 年生于匈牙利的布达佩斯，在德国和瑞士度过了他的童年和青少年时期。后来他回到了布达佩斯并获得了物理学博士学位。冯 · 贝凯希在匈牙利邮政部获得了他的第一份工作。不过他不是当邮递员，而是任职于享誉盛名的、装备精良的研究机构，他的工作内容是改善电话电缆的质量，但冯 · 贝凯希拓展了自己的工作内容，并对声音在耳朵里的传播非常感兴趣。他因行波学说于 1961 年获得诺贝尔生理学或医学奖。

内耳有两个非常敏感的系统：（1）听觉器官——耳蜗；（2）平衡器官——前庭。它们共同构成了迷路，结构上其实由两个部分组成，一个部分是骨迷路，而骨迷路内又有一层非常精细的膜，被称为膜迷路。

耳蜗约豌豆大小，因其外观像蜗牛壳而得名。它是一个骨质空间，其中充满了富含钠的液体，即外淋巴液。耳蜗内部是一个空心空间，内衬有一层非常薄的膜，其中填满了富含钾的液体，即内淋巴液。为了使我们的听觉和平衡感发挥作用，两种液体必须保持平衡并且严格分开，否则就会出现一种短路现象。简而言之，你也可以将其想象成一个装满盐水的塑料管（富含钠，像外淋巴液一样），然后把一个装满可可的狭长气球（富含钾，像内淋巴液一样）推入这个盐水管。最后将装有气球和液体的管道卷上 2.5 圈——瞧，这就是耳蜗。

耳蜗里面有一层基底膜，而真正的听觉感受器就在基底膜上，即螺旋器（Corti-Organ）。它上面约有 16 000 个微小的毛细胞。当声波到达内耳时，基底膜上也会产生一种波，然后向蜗顶机械运动，这大概就是将其称为行波的原因。

为了更容易地理解这一过程，我们可以把耳蜗及其基底膜想象成一个卷起的钢琴键盘。在这种情况下，毛细胞则是琴键。从理论上来说，传入的声波一定会将所有的琴键用力向下压，产生震耳欲聋的声音。贝凯希却有了一些突破性的发现：每个声波频率只能在耳蜗的一个十分特定的点上被感知。

就像每个钢琴键都会产生自己的音调一样，每个频率在基底膜上也对应有一个非常特定的位置，行波振幅会在那里达到峰值，使得该位置上的毛细胞会稍稍弯曲，相当于按下钢琴键。弯曲导致毛细胞产生神经脉冲，然后通过听觉神经传输到大脑。高达 20 000 赫兹的高频会由耳蜗入口位置的毛细胞感知。耳蜗中间的毛细胞负责 100 赫兹左右的低频，在此处弯曲得更紧密。

听力健康的年轻人可以感知 20～20 000 赫兹的频率。我们发现 500～4000 赫兹的频率令人格外愉悦，因为其与人类的发声或音乐相似。人的年龄越大，就越难感知到高频。到 40 岁时，大多数人就只能感知到 15 000 赫兹以内的声音。

威尔士的一名男子为了让青少年远离他的店，甚至在此基础上发明了一种装置。类似利用超声波驱逐蚊子的电蚊香，该装置发出约 100 分贝的干扰声音，但由于频率在 16 000～19 000 赫兹，成年人无法听见，但在青少年的耳朵里却嗡嗡作响。利用同样的原理，现在的中小学生热衷于在互联网上为手机下载超声波铃声，但家长和老师无法听见。

你说什么？从倾听到理解

假设看着这本书的你和我现在正舒适地坐在一起喝咖啡，我将这本书读给你听。我相信，如果你仅仅依靠耳朵，将无法理解其中的绝大部分内容。这不是因为我容易喃喃自语或你有精神缺陷，而是因为我们的耳朵所产生的东西，最初不过是未经分类的杂乱无章的声音。我们通常所说的听觉主要指的是理解——而这并不发生在耳朵里，而是发生在大脑里。大脑必须先识别、分类、补充和评估所有传入的信号。

为此，我们上一章提及神经脉冲会通过一些弯路和转向通道蜿蜒行进到我们的大脑（这条路径被称为听觉传导通路，在此就不赘述了）。一旦抵达那里，就必须得解决一个经典的生存问题：首先，声音从哪里来；其次，它是什么？毕竟，对我们的祖先来说，灌木丛中簌簌作响的是风还是灰熊，是性命攸关的事情。如果是灰熊，也得知道，它是已经快到你后脖子了，还是仍然和你保持着安全的距离。

由于耳廓的特殊形状和左右耳的相互配合，我们很快就能知道潜在的危险是来自上面、下面、左侧、右侧、前面、后面或是各方向一起。虽然人们总是认为视力非常重要，但实际上眼睛在判断方向这方面并不擅长。人眼只能往前看，或者稍微往旁边看。与此相反的是，耳朵则是一台能够精密协调的全方位感受器。

声音定位主要发生在脑干，即大脑中负责生存的部分。它负责控制呼吸、血压和反射。在这个阶段，簌簌作响的是什么并不重要。只有当信息到达大脑，或者更准确地说是到达听觉中枢时，我们才能分辨出风和灰熊的区别——以及灰熊是否可能处于饥饿状态。就如今的生活情况而言，我们更需要知道的是，老板刚才说的是“做得好”还是“你个蠢货”。两者最初在我们的耳朵里都只是一种声响。

在与周围讨厌的人打交道时，这一理论对我帮助很大。当孩子们叫我“愚蠢老妈”时，以及我的邻居叫我“唠叨大婶”时，我会深吸一口气，想：“这都是声波而已。我的大脑甚至都懒得去处理它。”当然，实际上这是不可能的。我会这样想就已经表明，我的大脑早已处理了“唠叨”和“愚蠢”这两个词。尽管如此，将这两者都想象成卡在我的内耳或脑干里混乱的噪音，就能帮我镇静下来。

再回到大脑：我们的听觉中枢有一个中心区域，即初级听觉皮层。它是第一次有意识地分析声音质量的区域，比如音调和音量。你可以想象，大脑里有一台分拣机。根据不同的频率及其组成成分，大脑可以识别出这是一首钢琴奏鸣曲、一把钻机还是一个解剖学讲座。相应地，这些信息随后被分配到相关的大脑区域进行最终处理。例如，语言就在隔壁的布罗卡区和韦尼克区进行解析。

人类究竟如何在大脑中处理所听到的东西这件事，还没有得到充分的研究。可以确定的是，经验及与其他感官印象的联结起着极其重要的作用。当你突然在大银幕上从另一个演员的嘴里听到了自己喜欢演员的声音时，就能理解这一点了。如果你看到的是布鲁斯·威利斯（Bruce Willis），却听到了杰拉尔·德帕迪约（Gérard Depardieu）的声音，那整部影片就不再有意思了——两位演员都是用同一个配音演员，而后者同时给俩人配音可能也只是希望能付得起房租而已。

一事不落：鸡尾酒会效应

当大脑被声音占据时，它会以闪电般的速度不断地从我们周遭杂乱的环境中判断什么是重要的，什么是不重要的。科学家将其称为鸡尾酒会效应。我从未参加过鸡尾酒会，但我大概能想象出它是这样的：你在人声混杂的环境中僵直地站着，尝试说些什么讨人喜欢的、风趣幽默的俏皮话。因为理解对方的话对继续这场对话是有利的，所以我们的大脑干脆屏蔽了所有其他噪音——尽管房间里到处都是各种叽叽喳喳的声音，但我们主要能听到的是眼前的对话者在说什么。如果我们在和一个无聊的人周旋，那我们的耳朵也可能走神去专注于隔壁桌上的八卦。但只要我们继续看着对方的眼睛，他们大概也根本不会注意到我们已然走神。

尽管存在这种选择性的感知活动，我们的大脑还是会扫描所有未被我们注意到的声音，如果其中有重要的事情，就会立即发出警报。因此，当酒吧里有人提到我们的名字或有人在我们身后谈论性话题的时候，我们也会听到。不过这是一项大工程，这也解释了为什么我们在酒吧度过了一个所谓的轻松夜晚后仍会觉得精疲力竭——而且就算没有饮酒也会如此，因为我们的大脑正在不断进行着高强度活动。

所见非所得：听力年龄

不仅是拥挤的酒吧，大城市日常生活中的环境噪音也让我们身心疲惫。几年前，一个听力测试应用程序的研发商不厌其烦地分析了在世界各地进行的约 20 万次的听力测试数据，并将其与世界卫生组织的调查数据以及挪威科技工业研究所（SINTEF）的数据进行了对比。

该公司想找出城市噪音和听力不佳之间是否存在联系，并且将其结果换算成了“听力年龄”。一个意料之中却依然令人震惊的发现是：生活在大城市的人即使实际年龄相对年轻，听力状况也和老年人一样糟糕。

例如，在印度首都新德里，一个 40 岁的人的听力大致相当于一个没有暴露在这种持续噪音级别下的 60 岁的人的听力。调查还显示，一个普通柏林市民的听力年龄得在其实际年龄的基础上再加大约 13 年。令人惊讶的是，这两个城市的结果甚至超过了纽约——在纽约，大都市噪音带来的听力老化程度只有 12.3 年。在慕尼黑、科隆或汉诺威，结果大约是 12 年。在城市结果的比较中，在我的家乡汉堡人们的耳朵保持着最健康的状态。这个城市在 8 座德国大城市的分析中成绩最好，只增加了

11.5 年。而那些生活在伦敦或巴黎的人，预计他们要提前使用助听设备达 14 年或 15 年。

该公司的最新数据至少在一定程度上让德国人放心。全球范围内的比较中，德国人的听力要好于平均水平，和奥地利人、芬兰人或加拿大人的耳朵功能一样。土耳其、美国和巴西的情况则令人忧心。目前为止，沙特阿拉伯人和印度人的听力最差。

为什么会这样呢？理论上来说，应该是年龄越大，听力越差。早早出现这种退化，是因为在我们的生活中，耳朵里负责传递声音的细小的毛细胞也会疲惫。那些因居住在高速公路附近或机场飞行路线上而持续暴露在噪音中的人，与其他人相比这种情况会发生得更快。毕竟，他们的听觉系统永远都在工作，即使他们的意识里屏蔽了这些噪音。一些人在 30 多岁的时候就几乎听不到 15 000 赫兹以上的频率。对高频听力损失原因的解释之一是，负责高频的毛细胞正好位于耳蜗的入口处，所以磨损得更早。因为每个声波，无论其频率高低，都必须先经过它们。虽然耳蜗前面的毛细胞不会处理深沉的低音，只有耳蜗中间才会感知到，但是入口处的毛细胞仍会受到声音的压力。

可惜的是，与髋关节、膝关节或牙齿不同，磨损的毛细胞不能被替换。一旦受损，它们所负责的频率就无法再被人体感知。因此，把电视的音量调到最大，对听障人士通常帮助不大，因为问题不在于音量，而在于频率。

然而，由于我们的大脑是联想和重构信息的高手，许多人甚至没有注意到自己的听力变弱。脑意识需要把由受损的毛细胞提供的不完整的信息拼在一起，而这是相当大的工作量。因此，听力损失的第一个迹象往往是患者在嘈杂的环境中进行长时间交谈后会感到疲惫不堪。一边不断地下意识推测对方说了什么，一边集中精力进行对话，是一件非常累人的事情。通常情况下，听力不好的人会不自觉地回避社交场合，因为和别人在一起说话总是让他们感到格外消耗精力。

听力退化和由此产生的精神刺激的缺乏可能会引起痴呆症。科学家们很早就发现了听力障碍和阿尔茨海默病之间的联系。一项研究表明，中度听力损失的人患阿尔茨海默病的风险是普通人的 3 倍，严重听力损失者甚至可达 5 倍。

在本书的第三部分，我们将学习如何保持耳朵和大脑的年轻状态。

第 4 章

我病了——如果问题发生，会有多严重

病毒和它的同伙：谁是凶手

女性经常被伴侣指责喋喋不休，用几个词就足以表达意思的情况下却总是使用更多的词。她们想详尽地描述所有的事情，尽管她们的伴侣此时需要的只是安静地看球赛以及闭嘴。我不太确定事实是否如此。但我更倾向于认为，此时女性只是比男性更想聊点别的东西，而这主要发生在男人没兴趣聊天的时候，因为他们更想看体育节目。我可以肯定地说，在我的临床问诊实践中，话多的往往不是女性。当一个感冒的男人来到我的诊室时，对话大约是这样的："周三下午 5 点左右，我的喉咙左下方开始不舒服，准确地说是后面更不舒服，一个小时后我开始头痛，但只发生在右边。这真的很难受。然后我开始流鼻涕，两个鼻孔几乎同时流。太难受了。然后在凌晨2点——不，应该是2点半——我的鼻子突然堵住了，我没法呼吸了。虽然我还可以用嘴呼吸，但这太不舒服了，所以我采取了预防措施，谨慎起见，我去了急诊室。那么您现在看我的鼻子，并不怎么好，对吧？”（确实有人因为感冒去急诊室，这真的不是虚构的。这种情况甚至经常发生。）

如果一个女人带着同样的症状来到我的诊所，对话通常是这样的：“我需要一张病假条。是的，我的家里什么都有，我会好起来的。谢谢你，再见。”

相比女性，男性在谈论疾病方面究竟是更小题大做，还是真的会受到更大的打击，还有待研究。无论如何，“man flu”（“男士感冒”）不仅成了维基百科上的词条，在《剑桥词典》和《牛津英语词典》上也会出现。它的意思是：“一位男士得了小感冒或身体微恙，但他会不断抱怨症状有多严重。”有些人还称其为“wimpy man syndrome”（“懦夫综合征”）。

甚至连科学也接受了这种男性在疾病面前更脆弱的说法。一篇发表在《英国医学杂志》（*British Medical Journal*）上的论文试图重建男性的受损形象。不出所料，它来自一个男人，加拿大医生凯尔·苏（Kyle Sue）。他在文中写道，与女性相比，男性患流感和类似疾病症状的持续时间更长、病情更严重，而且严重到住院甚至死亡的概率更高。他认为原因可能是：男性睾酮削弱了其自身免疫系统的防御能力，而女性激素则增加了免疫系统的防御能力。对于为什么会这样，苏也有一个答案：

如果男性在免疫防御方面投入的精力少，就会有更多的精力用于生殖。

所以，亲爱的女性读者们，如果你想要 10 个孩子，就找一个一直感冒的男人吧，相信他能帮你实现这个愿望。然而，苏无法证明这一假说。此外，他在研究中还忽略了男性和女性的生活环境和习惯影响。例如，在他的研究中，女性吸烟情况较少以及在其他方面更健康的生活方式似乎并不重要。

苏的论文到目前为止并没有真正让科学界信服。对于像我这样的人，他也没必要说服。我知道，痛苦是绝对主观的东西，在我个人的临床实践中，我对任何长吁短叹都会给予最大限度的同情心。每次当我自己感冒的时候，我也都认为自己会死。

百变反派：感冒

虽然患者可能不会这样觉得，但从医学角度来看，流鼻涕是一件相当平常的事情，它提示我们鼻黏膜出现炎症——专业术语就是“普通感冒”。一般来说，流鼻涕是伤风的症状之一。“伤风”这个词本身就有很大的误导性，因此医生更倾向于说“病毒性感冒”。

人们不是因为寒冷而感冒，以往的实验一再试图证明这一点。例如，1946 年成立的英国普通感冒研究单位（Common Cold Research Unit）就招募许多志愿者到索尔兹伯里附近的一家前军事医院，由国家出资“度假”。房间里有收音机和电话，至少在 20 世纪 40 年代，这些还被认为是寻常人见不到的奢侈品。由此，他们对“度假者”进行了研究，以了解连续几个小时穿湿袜子或洗澡后吹穿堂风是否会增加患感冒的概率。结果发现，尽管这类因素可以加重感冒和其他严重的呼吸道疾病，但未被明确证明会引发这些疾病。

造成普通感冒最重要的因素不是寒冷，而是病原体。它们几乎都是病毒，偏爱选择我们的咽喉或鼻黏膜作为繁殖的舒适家园。最常见的感冒病毒都有可爱的名字，如鼻病毒、肠道病毒或乳腺病毒，它们让我想起了犀牛和嘴角下撇的狗①。在新型冠状病毒肺炎疫情之前，即使是诱发许多感冒的冠状病毒，大多数德国人都只是将其与墨西哥啤酒而不是疾病联系在一起（冠状病毒有许多变种，并不是所有的冠状病毒都像新型冠状病毒肺炎或非典型肺炎那样会引发威胁生命的疾病）。

病毒的大小只有 15～300 纳米，相较之下，一根头发丝的厚度约为 100 000 纳米。因此，我们需要一个电子显微镜才能看到病毒。但请不要被它们迷你的尺寸和有趣的名字所迷惑，病毒是极其阴险的东西，与细菌不同，它们不能自行繁殖，而是需要宿主细胞，如人类鼻黏膜的细胞。在那里，它们偷偷引入自己的遗传信息，并强迫受感染的细胞大规模地生产更多病毒。因此，我们的身体最终会自己培育攻击者。

这些微小病毒的每一种都有一套让我们变得状况糟糕的运行方式。它们中有些攻击鼻黏膜，有些攻击整个呼吸系统，还

① 前面三个病毒名称前缀的德语发音听起来很有趣。

有些选择让眼睛遭殃。运气差的话，一个人可以同时感染上多种病原体。

为了摆脱病毒，我们的免疫系统会派出残酷的吞噬细胞来摧毁被病毒攻击的黏膜细胞。在这场细胞大战中，我们的身体会释放炎症介质，如组织胺或白细胞介素，这些是引起感冒典型症状的介质。严格说来，我们的病痛并不能归咎于病毒，其中也有自身免疫系统的“功劳”。

为了使血液中的免疫细胞和抗体被顺利运送到战场，鼻子里的血管会扩张，组织也随之肿胀。同时，众多腺体产生越来越多的黏液以冲走病毒，于是出现流鼻涕的症状。如果三叉神经在这场防御战中受到太多刺激，我们就会打喷嚏，这也有助于赶走那些不速之客。免疫系统的信号分子也会在大脑中产生影响：它们遏制我们的食欲，使人感到疲惫无力；或令我们的体温产生极端的变化，我们会不时打寒战或突然发烧。症状持续约一周后，一切就结束了。

病毒和细菌

二者都能让人生病。然而，除此之外，细菌和病毒再无共同之处：

- 与大多数病毒相比，细菌是巨大的，体积往往是病毒的数百倍大。

- 细菌是生物。而病毒没有独立代谢系统。
- 与人体细胞一样，细菌可以通过细胞分裂自我增殖。病毒需要借助外来细胞，将病毒基因复制到其中来繁殖。
- 细菌的结构比病毒复杂得多。后者只是蛋白质外壳包裹了遗传物质。
- 抗生素只对细菌有效。因为病毒甚至不是生物，所以抗生素无法消灭它们。

外行人对感冒感到费解的是：人们对它几乎无能为力。科学家们正在研究对抗艾滋病的药物，德国卫生部长声称科学很快就能战胜癌症，但没人对看起来无害的感冒采取任何措施。“呼吸系统疾病”是医疗保险业行话中对感冒等疾病的称呼，在德国是最常见的病假原因，并且远超其他疾病。平均而言，每个成年人每年都会感冒 2～3 次，幼儿甚至高达 12 次。为什么不能像对待流感那样，简单地每年接种一次疫苗呢?

多样性是感冒病毒的重要特征。仅鼻黏膜病毒就有 150 多个亚种，而这些亚种仍在不断进化。每个季节都有 10～30 种这样的病毒在流通，而流感病毒的数量相比之下则屈指可数。尽管一些勇于尝试的科学家一次又一次地尝试与感冒病毒做斗争，但对于这种相对没有危险性的疾病来说，这样的付出有些不切实际。简而言之，今后，你也只能依靠自体免疫来对抗感冒。无论是抗生素，还是亲吻老鼠的鼻子——据说，罗马帝国时期的作家小普林尼（Plinius der Jüngere）曾建议这样做——可能都没有什么用。

也许你会对此感到高兴，之后洗冷水澡再也不用顾忌了。支持这种强健身体方式的朋友们经常引用荷兰一项 3000 多名参与者的研究。该研究表明，冷水淋浴者比热水淋浴者缺勤率低 30%。然而，仔细观察这项研究就会发现，两组人生病的时长相似。据推测，之所以得出这个结论只是由于那些坚强的冷水淋浴者会坚持拖着病体上班。

无论如何，你还是可以预先做一些事情来避免感冒：养成良好洗手习惯（至少 20 秒），注意咳嗽和打喷嚏的礼仪（把脸埋到肘弯里），等等这类事情我应该不必赘述。在如今病毒大流行时期，保持适当距离或用碰肘代替握手是很有意义的行为，它们不仅让带来生命危险的冠状病毒难以活下去，就算是对抗普通的感冒病毒也是有效方式。此外，应始终保持鼻黏膜湿润，只有这样它们才能在对抗病原体方面正常工作。这件事在冬天尤为重要，因为每个人都可能体会过，暖气会使鼻子变得干燥无比。对此，每天进行 1～2 次鼻腔冲洗、使用生理性海水鼻腔喷雾剂或涂抹含有去氧肾上腺素的通鼻膏，都能起到帮助作用。（请不要把家庭常备的泛醇霜用于鼻腔润滑。正因为有着痛苦的亲身体验，我可以向你保证，鼻腔专用药物绝非营销噱头。）

替代方法还有吸入法。如果只是黏膜护理的问题，把脸放在一碗热水上，或用湿毛巾盖在头上就足够了。用洋甘菊或鼠尾草水代替普通的水会使效果更好，带来滋养及抗炎作用。我个人不太愿意使用芳香精油，它们对儿童来说往往也过于刺激。成年人则不妨试试，毕竟萝卜青菜，各有所爱。如果你咳嗽得很严重，想要或需要吸入针对性的有效成分，则应该购买专业雾化吸入器——一般的蒸汽水滴太大了，无法深达呼吸道。

作为耳鼻喉科医生，我想给出针对疾病问题最重要的基本提醒，这个提醒也适用于我们的日常生活：只有当你存在问题或想要避免问题时，才必须做一些事情（听起来没什么用，但区分必要和非必要很重要）。如果你从不用暖气，住在阴凉的地方，或是单纯运气好——拥有超强的免疫系统和永远湿润的鼻黏膜，则可以省去上述的复杂操作。但是，如果每个冬天你都会出现鼻痒、流鼻血或其他问题，那么只要稍加预防，就可以避免很多麻烦。

如何正确擤鼻涕：擤出来还是吸进去？

这个问题不适合闲聊，不仅因为话题本身，还因为它总是引起争论，甚至耳鼻喉科医生对哪种方法更好也有着不同的意见。主张吸进去的人认为，擤鼻涕的压力会迫使带有病原体的黏液进入鼻窦，鼻窦会因此而发炎。事实上，确实会有一些黏液进入鼻窦，但这些极少量的黏液引起炎症的可能性很小。相反，无论如何，鼻窦都会受到感冒带来的伤害。

擤出来阵营则表示，在吸进去的过程中（黏液从鼻子输送到咽喉），病菌会到达下呼吸道，并可能额外引发支气管炎。事实上，这也是极不可能的，毕竟，当被吸进去时（是的，还会吞下去），鼻腔分泌物的绝大部分最终会进入胃，胃酸会在那里消灭它们。

因此，从健康层面来说，两种方式都可以。不过，就我个人体验而言，擤鼻涕带来的恶心感似乎更小，而且我发现它在某种程度上效果更好——特别是当你塞住一个鼻孔，用另一个鼻孔小心地擤且不施过多压力时。事实上，无论你使用哪种策略，事后经常仍然感到堵塞，原因不仅在于鼻涕，还由于肿胀的黏膜“封闭”了鼻腔。

这才是真正的问题：流感

如果不慎遭遇“真正严重”的感冒，即由流感病毒引起的流感，事情就没那么轻松了。它可以引发严重的甚至致命的后果。2017—2018 年的流感潮在德国夺走了约 25 000 人的生命。根据罗伯特·科赫研究所（Robert Koch-Institut）的数据，这达到了 30 年来之最。易感人群有由于其他疾病导致免疫系统已经薄弱的人群、孕妇、婴儿以及老人。据世界卫生组织估算，每年有多达 20% 的世界人口会患上流感。然而，在大多数情况下，患者甚至没有察觉到自己患有流感。

起初，流感的症状与感冒的症状几乎没有区别。为了确定是否为流感病毒，你必须采集黏膜拭子，甚至进行血液检测。此外，还是有一些迹象可供判断：病毒性感冒，又称伤风，通常通过喉咙痒等症状慢慢显现。流感的症状虽然很相似，却是突然出现的。流感患者通常伴有高烧、四肢酸痛和极度疲惫等症状，而感冒患者体温通常只是略有升高。感冒通常在大约 7 天后就会痊愈，流感病毒在最坏的情况下可以使人昏迷数周。

通常，流感病毒本身不会致人死亡，但它们削弱了免疫系统，然后细菌就会乘虚而入。比如，它们会引起致命的肺炎或心肌炎。好消息是，人们可以接种流感疫苗来对抗流感，尤其建议老年人、孕妇和有基础疾病的人群接种。然而需要注意的是，每到第二年的秋天都必须再次接种，因为病毒会不断进化，疫苗接种效果在 6～12 个月后会逐渐减弱。

咽喉警钟：扁桃体炎

两位芬兰医生曾经写过关于扁桃体炎的文章，说它是“一种非常独特的疾病”。我之所以记住它，除了因为觉得这个表达有点可爱，还因为它确实独特：除它们之外，再没有任何成对器官几乎总是两侧同时感染，也几乎没有任何其他疾病可以像扁桃体炎那样经常连续发作（或许除普通感冒之外）。另外，它也属于耳鼻喉科疾病，诊治起来相对不那么麻烦：与中耳炎相比，患者不仅可以自己用镜子观察症状，而且也有不少住院治愈的先例。

当我们谈及扁桃体时，常常指的是腭扁桃体，即位于咽部悬雍垂（俗称“小舌头”）左右两侧，两个圆形且表面有褶皱的器官。此外，人体中还有很多其他扁桃体，包括咽扁桃体、舌扁桃体和许多更小的扁桃体，它们在上呼吸道里游荡。所有的扁桃体都是我们免疫系统的重要组成部分。

因为腭扁桃体位于一个具有重要战略意义的地方，即气管和食道的交汇处，所以它们的任务是监测进入那里的一切：既包括肉酱意面，也包括灰尘、花粉、病毒或细菌。即使是婴儿的扁桃体也能捕捉到所有这些物质，并一次又一次地引发微小的炎症，以便在将来能武装起来对付更强大的入侵者。这就是免疫系统发育成熟的必经过程。一旦发现病原体，它们就会被免疫细胞当场消灭。因此，轻微发炎就是扁桃体的工作任务。

只有出现大量或顽固的病毒和细菌，而导致这种炎症反应非常剧烈时，我们才会最终患上扁桃体炎。罪魁祸首通常是感冒病毒或流感病毒。其他病毒和细菌也可能是诱因，比如链球菌。

没错，链球菌。许多患者一提到这个词就会感到恐慌。然而，大多数链球菌是人体健康黏膜中完全无害的成分。但是这个细菌种类中也有一些非常讨厌的成员，比如酿脓链球菌。它可以引起讨厌的化脓性扁桃体炎，还会扩散到整个身体，甚至引起败血症。

扁桃体炎很容易识别，因为此时的扁桃体通常呈深红色，上面覆盖着黄白色的脓点。你几乎无法吞咽，而且喉咙的痛感会延伸到耳朵。此外，通常还伴有发烧、淋巴结肿大（颈部和下颌之间的厚肿块）等症状，不幸的是，还会有口臭。

实际上，更难的是区分炎症的罪魁祸首，究竟是病毒还是细菌。并非所有粘在扁桃体上的东西都是脓液，因此也不该什么都归咎于细菌。许多东西都会聚集在扁桃体的隐窝和间隙中，如食物残渣或细胞碎片，由此产生的结块被称为扁桃体结石，它们闻起来比脚指甲中的污垢还要糟糕，但绝对无害。如果这些东西让你感到紧张，你可以购入一个扁桃体结石清洁器来去除它们。然而，你的扁桃体根本不在乎这些臭石头。

为了确定细菌是否与扁桃体炎有关，必须采集拭子做涂片检查。一般情况下，扁桃体炎不需要使用抗生素来治疗，可以通过休息、止痛药和漱口恢复。

我应该漱口吗？该用什么漱口水？

在医学研究中，尚未有通过漱口来治疗扁桃体炎或咽喉肿痛的明确建议。通常来说，这意味着漱口的好处还没有得到研究证明。然而，在我和同事的临床实践中，我们发现漱口往往能帮助缓解病情。最简单、温和的方法是使用鼠尾草或洋甘菊茶漱口。一些患者还会使用传统的牙科医用漱口水漱口，这也不失为一个选择，因为它们通常有抗菌作用，也能让发炎的喉咙得到缓解。但是，你应该避免使用含有薄荷醇或类似成分的刺激性溶液，因为它会灼伤喉咙，而且效果不会更好。如果你想要了解更多，可以去药房咨询，使用如具有局部麻醉效果的药物。我个人推荐含有苄达明成分的漱口水产品，因为它具有抗炎、镇痛和抗菌的作用。

儿童比成年人更容易患扁桃体炎，同样情况在大多数耳鼻喉科疾病中也比较常见，这多是由于孩子们的免疫系统还没有完全发育。经验表明，在对抗炎症方面孩子要比大人更能忍耐不适。无数次的扁桃体炎后，成年人往往疲惫不堪，并要求这个东西彻底离开自己的身体。孩子们即使在玩最疯狂的医生游戏时，也绝不会想到切掉自己的器官，这是明智的。目前关于这种手术优缺点的数据尚不充分，而且结论也依然模棱两可。

当我还是孩子时，扁桃体发炎后医生会立即建议切除扁桃体。这就是为什么大多数我的同龄人都没有扁桃体，而我也没有。我只记得自己很害怕去医院，家长不得不用芭比娃娃作为奖励。幸运的是，如今医生在手术方案上要谨慎得多。

在决定上手术台之前，应该问问自己是否每一次难以忍受的喉咙痛都是因为扁桃体炎。咽喉里有无数种感染的可能性，如果你患有反复发作的咽峡炎，切掉扁桃体并没有任何用处（咽峡炎是咽喉侧面淋巴组织的炎症，和扁桃体炎的症状相似）。

对于经常抱怨扁桃体发炎的患者，我会建议他们，一旦认为自己的扁桃体发炎，就应到诊所进行简单的检查，以查明真正的原因。如果在 12 个月内被诊断出至少 6 次化脓性的、需要使用抗生素的炎症，患者就可以考虑手术。如果少于 3 次，那就属于“倒霉鬼”。如果出现 3～5 次，我会建议患者再等待 6 个月，然后再做决定。

因此，给出手术建议的决定并不容易。患者至少每两个月就必须进行一次针对扁桃体炎的抗生素治疗。最后，是否要保留扁桃体还是由患者个人决定，这主要取决于所遭受的痛苦有多大——任何建议或法则在巨大的痛苦折磨面前可能已经失灵。

噗噗噗和黏液：中耳炎

面对一些疾病，我甚至不需要把患者叫进诊室，在候诊区看一眼就能识别，中耳炎就是其中之一。中耳炎患者看起来比其他任何人都更受折磨——通常也确实如此。当我还在急诊室工作时，我经常格外优待这些可怜人。虽然患了小病小痛不应该总往急诊室里跑，但经历过一次中耳炎的人都知道，这种疼痛绝非小病小痛。我个人认为中耳炎带来的痛苦程度不亚于分娩。

而在这一病症中，儿童则再次成了易感人群。超过 2/3 的人在 3 岁前至少患过一次中耳感染。这不仅是因为他们的免疫系统尚未发育成熟，还因为他们的咽鼓管也相对较短（还记得那个中耳和鼻子之间的通风管道吗）。因此，来自鼻子的病毒或细菌很容易就会进入中耳。

与我不同的是，我的孩子们对中耳炎的态度相当冷静。我的女儿最近描述了这样一个过程："起初很难受，然后变得很痛，接着就什么也听不见了。"我的儿子补充："我的耳朵还经常有噗噗噗的声音，还会有黏液流出。"

让我来仔细解释上述阶段中发生了什么：当感冒病毒通过咽鼓管进入中耳时，耳朵就开始"难受"起来。此时耳朵里开始发生防御战，就像之前发生在鼻子里的一样——组织变厚，儿童本就狭窄的咽鼓管变得肿胀，曾经灰白的鼓膜突然变成一个胖胖的、红蓝色的东西。然后就开始变疼，因为耳朵里无数细小的神经被压伤了。

一旦咽鼓管空气流通被切断，中耳就无法再保持正常的压力平衡。持续的低压将液体从组织中吸出，然后中耳将置于一团液体之中——“就什么也听不见了”，听力变得很糟糕。没有新鲜空气，炎症的派对就开始到达高潮。它在人们耳边咚咚叩击、嗡嗡作响——“噗噗噗”。到了一定程度后，鼓膜无法再承受了，就会允许炎性渗出物通过一道细小的裂缝流入外耳道——流出了“黏液”。

当液体从耳朵里流出来时，家长会担心孩子的鼓膜破裂，仿佛它就像一个破裂的气球，漏气后不会留下任何残余。这种担心通常没有必要。因为鼓膜的裂缝通常很细微，在较短时间内就会愈合。鼓膜破裂后，耳朵的疼痛甚至会得到减轻。

通常情况下，中耳炎在几天后会自行好转。止痛药会有所帮助，鼻减充血剂也是标准治疗程序的一部分。然而，目前还不清楚这种喷剂是否真的可以治疗主要问题，即咽鼓管肿胀。尽管如此，当你患有中耳炎时，能够轻松地呼吸起码能让你感到愉快。

中耳炎并不一定需要使用抗生素来治疗。相反，因为炎症往往是由感冒病毒引发的，所以使用抗生素非但不会让病情好转，反而引起副作用。不过，在某些情况下，抗生素可以预防或治疗更严重的并发疾病，如周围骨质的化脓性炎症，即乳突炎。这种情况很罕见。医生会向你说明是否真的需要抗生素来治疗。

我的一些患者深信，通过在耳朵上绑上装有新鲜洋葱末的丝袜就可以缓解中耳炎。我之所以不反对他们这样做，是因为没有证据表明这样做有任何危害，当然也没有证据表明它有用。或许只是一种安慰剂效应，毕竟这样一种猛烈的措施（头上顶着发臭的洋葱袜走来走去，简直是太逊了）必然被期待能有猛烈的效果。目前还没有关于洋葱丝袜对抗中耳炎的正式研究，真是太可惜了。

也有一些研究表明，接受母乳喂养的儿童患上中耳炎的可能性比较小。其他数据则显示，来自吸烟家庭的儿童更容易患病，经常使用奶嘴的儿童也是如此。此外，如果你遵循疫苗接种常委会的建议，接种肺炎球菌疫苗，至少可以消除这种病原体，对孩子和自己都有好处。

扩展阅读：必须使用抗生素吗

我希望我现在还没有吓跑任何潜在的患者，但我坚持认为：只有当你真正需要时，才可以使用抗生素。我的同事有时会打趣我，因为我总是有大量的涂片要送到化验室。但与此同时，化验室给我的反馈常常是，这些患者完全没必要使用抗生素。

我知道许多医生对同样的情况会有不同的见解。我也知道，许多患者可能真的需要抗生素。他们寄希望于一种超级药片，能立刻缓解所有的疼痛。有些人甚至认为抗生素有弱效和强效之分，而后者是为私人医保患者特有的。对此我的解释是：没有，没有，真的没有。我经常告诉我的患者，抗生素其实并没有多大作用，每一种都只对非常特定的细菌有效。它既无助于对抗病毒，也无助于减轻疼痛，而且对于迅速恢复健康好去参加第二天那场超级重要的会议也没有任何作用。

不幸的是，一项针对抗生素消费研究的总结性评估表明，许多人就是这样认为的。报告显示，在社会竞争激烈的情况下，人们也会服用更多的抗生素。然而，人们不应该在现代社会的竞争中将这些性命攸关时刻发挥作用的药物当作兴奋剂来滥用。

多亏抗生素，无数曾经致命的感染现在可以轻松得到治疗。我希望它能保持本来的用途。不幸的是，细菌的生存意志太强，能不断适应它们的环境。因此，如果抗生素给药太多，最终人体对细菌的入侵将变得不再敏感。报纸报道了各种抗生素再也无法对抗的“超级细菌”，因此人们不得不再次死于这些细菌。那些不分病情胡乱开出或服用抗生素的人，将促使这种伟大的药物失去效力。

此外，抗生素严重扰乱了肠道菌群，导致在肠道内出现真菌的可能性相当高。因此，我希望大家不要再滥用或只知道使用抗生素，尤其是针对那些用睡觉和喝茶就足以解决的问题。

别再问药剂师什么真正有效

一个说唱歌手的自白：鼻腔喷雾剂

很长一段时间里，我都不认为德语说唱歌手西多（Sido）和我有任何共同之处。不过说起来，我们俩都只是半天才型音乐人，且在演出时都并不太在意这个事实（当然，与我不同的是，西多用他的演出赚了很多钱）。但除此之外呢？我发现，自己和这位说唱歌手甚至还有一些相当隐秘的联系：我们都对鼻腔喷雾剂上瘾超过了 15 年。

然而，从来没有人对我的这个行为给予过多关注。当西多在照片墙（Instagram）上发出了对鼻腔喷雾剂的自白之后，一切都纷至沓来：电视报道、专家建议、成瘾报告以及戒断提示。药剂师们都自鸣得意地拍着胸脯，因为西多建议他的粉丝："如果药房告诉你使用这种鼻腔喷雾剂不要超过一周——相信我，他们是对的！"

但我的建议是：既不要听西多的话，也不要过于相信药剂师的话，而是听从自己内心的需求。如果有必要，也请听一听耳鼻喉科医生的意见，因为我们大多数人对鼻腔喷雾剂的看法要宽容得多，并且我们了解为什么鼻腔喷雾剂对患者有益。患者喷完喷雾剂之后，鼻黏膜的血管收缩，血液供应减少，组织肿胀消退，鼻腔内终于有足够的空间让空气通过。有时这会让人感到短暂的兴奋。你不知何故感到清醒，这只是因为身体重新获得了更多的氧气。

但如果形成依赖且上瘾，的确会带来问题：黏膜会习惯湿润状态。如果停止喷药，几个小时后鼻黏膜又会肿起来，这被称为停药后"反跳"。此外，长期受刺激的鼻黏膜会逐渐干燥，这削弱了鼻腔的防御能力，下一场感冒可能就会马上到来。此外，传统的减充血型鼻腔喷雾剂对消炎毫无用处。

有些人还害怕因为过度使用鼻腔喷雾剂而患上所谓的臭鼻症。这种病症确实存在，专业术语中称作萎缩性鼻炎。由于鼻黏膜的萎缩，细菌便在鼻子里繁殖并在那里形成恶臭的痂皮。臭鼻症患者很幸运，自己闻不到臭味，但他们身边的人能闻到。

我不了解臭鼻症的官方统计数据。但我个人在临床中从来没有遇到过它，一般患者只在大手术或严重的黏膜损伤后才会患上这个病症。即使是像我和西多这样长年依赖鼻腔喷雾剂的人，在喷了 15 年后也没有出现过这种情况。因此，鼻腔喷雾剂造成臭鼻症的风险是可控的。

相比之下，鼻腔喷雾剂的效果确实有目共睹，针对病症时也的确有效，而且见效很快。这对在晚上备受折磨的患者而言至关重要。感冒患者需要充足的睡眠，而持续的急促呼吸导致其睡眠质量十分糟糕。因此，如果你患上感冒，并伴有鼻塞和鼻窦堵塞，请及时喷药。如有必要，用药可以超过 7 天。通常来说，真正上瘾相对需要更长的使用时间。

然而，如果你即将上瘾或已上瘾也没有关系，因为喷雾剂中常见的活性物质是赛洛唑啉或羟甲唑啉，并非海洛因，只要稍微克制，你就能摆脱它。如果你的病情已得到缓解，请尽快戒断。首先推荐使用较小剂量的儿童鼻用喷雾剂，然后再使用生理性海水鼻腔喷雾剂。可以先戒掉一个鼻孔，然后是另一个。这样，你至少有一侧鼻孔可以自由呼吸。通常一两周后就能完成戒断。如果仍然不能正常呼吸，你可能患有鼻阻塞，关于这点在后面我再为大家详细介绍。

把鼻腔喷雾剂想象成酒精会更好理解：长此以往，在体内大量摄入肯定是不好的。但如果你偶尔过一下瘾的话，既不会上瘾，也不会死亡。使用鼻腔喷雾剂就像喝酒一样，有时对我们的生活有点好处。

要不要防腐剂？

鼻腔喷雾剂通常含有防腐剂，多为苯扎氯铵，目的是防止使用时病菌从鼻子进入溶液并在那里繁殖。一方面，它确实起到这种作用；但另一方面，该物质可能会引起过敏反应。此外，它还会损伤负责清理鼻腔的鼻纤毛，使黏膜干燥。因此，大多数制造商也生产了不含防腐剂的版本——用特殊的喷头来防止病菌进入喷雾剂。然而，这类鼻腔喷雾剂通常比较贵。如果你必须控制预算，而且真的只需喷用几天，那么含有防腐剂的喷雾可能不会对你造成太大的伤害。而对于过敏患者、长期依赖者和儿童来说，最好不要轻易使用！

如何“爱抚”耳朵：棉签

与对鼻腔喷雾剂的上瘾行为类似的是不停地清洁耳朵。我很好奇，在美国人里奥·格斯坦森（Leo Gerstenzang）于 20 世纪 20 年代中期研发出第一台制作棉签的机器之前，人们是如何清理他们的耳朵的？也许他们的耳朵问题较少——或许相当多。

据称，格斯坦森是在看到一位妇女将棉花缠在牙签上清洁婴儿的耳朵时产生了 Q-tips[①] 的想法。这样看来，Q-tips 的发明确实是一个进步。（请千万不要把牙签放在自己的耳朵里——当然也不要放进宝宝的耳朵里！）然而，原则上来说，也不应该用棉签来清洁耳朵。

耳朵相对健康的人既不需要 Q-tips，也不需要去看耳鼻喉科医生以进行专业的耳朵清洁。人们只需让自己的耳朵安静地待着即可。我知道这很难做到。把棉签塞在耳朵里做清洁，几乎和鼻腔喷雾剂一样令人上瘾，在外耳道里戳来戳去的感觉很棒。掏耳朵可能是如今我们能允许自己做的少数完全无意义的事情之一。

医学领域对棉签成瘾的解释是这样的：如果你用棉签在耳朵里来回转动，外耳道里的一大堆神经都会受到刺激，许多人会因此觉得很愉快，甚至感到兴奋。大约有 5% 的人因为耳朵的神经刺激而咳嗽。这被称作阿诺德神经反射，这种情况使掏耳朵的乐趣减弱了一些，但并不是夸张。尽管如此，实际上，你在试图用棉签解决不用棉签反而就不会有的问题。经过长期清洁的外耳道在自行清除耵聍的时候会出现困难，而且会发痒，因此你马上就想将什么东西塞进耳朵里。但这不是在清洁外耳道，而是用外物把所有的污垢往鼓膜方向塞，一旦它们卡在那里，你就真的需要就医了。

① Q-tips：美国棉棒品牌，成立于 1923 年。

好在，现在人们已经知道用棉签掏耳朵不利于健康。最近一些患者自豪地告诉我，他们不再使用 Q-tips，而是使用发夹或毛线针，这和带棉花的牙签一样“有用”。

仅有必要时才需专业洗耳

与专业洗牙不同，专业洗耳并不是每个人都应该定期做的预防措施。实际上，只有两类人才真正需要：外耳道极窄的人和耳垢分泌异常严重的人。这两类人通常都意识到了自己的问题，需要与医生一起制订合理的清洁周期。对于戴助听器或每晚都使用耳塞的人来说，有时也有必要这样接受专业洗耳：他们用异物定期将耳垢向鼓膜推，直到外耳道最终堵塞。

对于其他人来说，只有在问题严重的情况下才需要清洗耳朵。例如，你的听力越来越差或你的耳鼻喉科医生建议这样做。避免非必要的清洁是对身体有好处的。“耳朵清洁”听起来很容易，但在诊室真正施行时可能是一个非常耗时的过程，有时甚至很痛苦，你的耳鼻喉科医生在琐碎且漫长的步骤中，试图用各种小钳子、小勺子、刮刀和小钩将卡住的耵聍从你的外耳道中取出。

“邪恶”的可的松

有趣的是，没有人觉得棉签有害耳朵健康，但几乎所有人都害怕鼻腔喷雾剂或可的松。二者结合在一起，就形成了最终的恐慌制造者。当我给患者开含有可的松的鼻腔喷雾剂时，他们要么觉得自己病重（否则我不必给他们开具可的松这样刺激的药物），要么紧张地问这是否会使他们变胖。

一些事实会帮助说服这些听到可的松就紧张的患者：20 世纪 30 年代中期，美国研究人员首次在人类的肾上腺皮质中发现可的松，并因此于 1950 年获得诺贝尔生理学或医学奖。如今，可的松可以人工合成，它只是糖皮质激素家族中的众多活性物质之一，现在几乎所有这些物质都被统称为可的松。可的松是目前较为有效的抗炎药之一，因为它能对抗医学领域已知的炎症，同时阻止身体细胞产生新的炎症介质。它被认为是万灵药不是没有理由的。

早期人们对可的松的正确使用方式知之甚少，以致患者的服用剂量往往过大，而且持续时间过长。许多人经历了严重的副作用，如睡眠障碍、高血压或库欣综合征（身体储存了更多的脂肪）。从那时起，可的松就被看作增肥剂。

如今，这种药物的临床风险比大多数人认为的要低得多。耳鼻喉科医生开具含有可的松的鼻腔喷雾剂，主要用于治疗过敏性或慢性鼻窦炎。在这些情况下，为了自己理解的健康而不使用它可谓是荒谬的。含有可的松的鼻腔喷雾剂中可的松的剂量非常低，以至于活性物质无法进入血液循环，即使进入了也是微乎其微。它带来上瘾的可能性比减充血型鼻腔喷雾剂低。所以你可以放心地使用这种“可能有损健康”的药物。

再坚强的人也得使用：止痛药

谈论止痛药时，我首先要说的是：忍受痛苦是没有奖励的。真的没有。你的医生不会因为你在就诊前一直克制自己的不适而给你颁发勋章。我总是惊讶于许多患者坐在治疗椅上，忍着地狱级别的头痛或耳痛一边呻吟，一边却自豪地宣称他们没有服用任何止痛药。然后他们几乎都会失望，因为我不仅没有为此表扬他们，反而脸上略带惊讶地问："但是，为什么不服用呢？"

一些患者担心，由于止痛药的影响，我无法清晰判断出他们的病重程度。为了彻底澄清这一误解，我想说：无论患者此前服用了什么药物，我通常都能很快确定其是否服用过以及服用了什么。

服用止痛药后，病情不会突然好转，顶多是退烧。然而做检查时，体温计并不能派上用场，而是需要通过许多大大小小的工具来得出准确的诊断，比如，你的扁桃体是否化脓，你的中耳是否发炎，你的鼻窦是否堵塞。生病过程中是否疼痛，与诊断绝对无关。因此，我建议不要有忍痛这种心态。

忍受痛苦似乎是德国的一种文化特色。在世界范围内，几乎没有哪个国家的人均止痛药消费量能低于德国。同样低的或者更低的只有瑞士和奥地利。相比之下，在美国或瑞典几乎不存在对止痛药的恐惧，这些国家几十年来一直位居止痛药热销榜榜首。美国人或瑞典人平均服用的止痛药是德语国家（地区）人民的 2～3 倍。我并不是说这是一个值得追求的目标，而是希望我的阐述能够帮你摆脱对这些药物的恐惧，而且能自主决定是否服药。

我的许多患者坚决不服用止痛药，因为他们认为止痛药有害，或者担心会上瘾。对此，你必须更全面地了解一下止痛药的种类。一些非常强效的止痛药的确会让人上瘾，而且其潜在上瘾风险多年来一直被低估或干脆被忽视。其中一种便是羟考酮，这是一种具有类似吗啡效果的强效处方止痛药。制造商在 20 世纪 90 年代以奥施康定（Oxycontin）的名称将其推向市场，并在很长一段时间内宣扬其无害，而事实绝非如此。

你之前可能听过这个名字，它是在美国“阿片类药物危机”中被反复提及的药物之一。过去 20 年里，美国因阿片类药物死亡的人数激增。许多最初对这类合法药物上瘾的人后来转向了海洛因。自从媒体报道了这个话题后，我看到越来越多的患者对那些不用处方，在药店即可买到的“弱”阿片类或非阿片类止痛药也持保留态度，或坚持防微杜渐。

不过，布洛芬、阿司匹林以及类似药物的效果完全不同，严格来说你不会对它们产生依赖。诸如乙酰水杨酸（阿司匹林的成分）、布洛芬、萘普生或双氯芬酸等药物只是用来抑制环氧化酶的形成。因此，它们也被称为环氧化酶抑制剂。COX 是环氧化酶的英文缩写——尽管如此我仍然无法从脑海中摆脱苹果的形象①。

① 德国北部有一个古老的苹果品种名为“Holsteiner Cox”，因此作者看到 COX 就会想到苹果。

简单来说，环氧化酶有好坏之分：好的 COX-1 负责维持胃黏膜的健康等功能。而 COX-2 负责产生疼痛、肿胀和发烧等症状。不幸的是，上述药物会同时抑制这两种酶，因此长期服用会患上胃病。那些长期服用大剂量双氯芬酸的人也会增加心血管疾病的患病风险。肾病患者也应谨慎服用环氧化酶抑制剂。

扑热息痛（对乙酰氨基酚）不属于这类药物，对于胃或心脏本来就有问题的人来说是一个很好的选择。但它只对疼痛和发烧起作用，并无抗炎效果。如果你喜欢大量饮酒或有其他肝脏问题，最好避免使用扑热息痛。因为药物中的活性成分会被肝脏分解，没有人喜欢双倍负荷，肝脏也不例外。

关于止痛片“有害”的讨论大致就是如此。如果你的身体健康且没有怀孕，止痛药会让你立刻解除痛苦，而忍痛根本无助于你的康复。如果你仍不放心，可以遵循一个法则：每月最多服用 10 天，或最多连续服用 4 天。如果你痛得比较频繁，无论如何都应该让专业医疗人士检查一下——事先服用一点布洛芬也是被允许的。

我唯一反对的是服用同时含有几种不同止痛成分的药品。因为价格较贵，所以每家药店几乎都将它们摆在一眼就能看见的地方，并且名称中含有“多重”“复合”或“强效”这样的词汇。通常情况下，它们是阿司匹林和扑热息痛的混合物。商家承诺，不同的活性成分一起带来的效果更好，由此给人一种神奇的印象：一颗药丸即可解决所有问题。然而，目前为止，人们还没能科学证明组合制剂的效果更好。德国商品检验基金会

（Stiftung Warentest）也将其评为“不适用”。实际上更糟糕的情况是，药物在人体内只会出现所有可能产生的副作用。

有时止痛药也被工作狂用来和咖啡因或伪麻黄碱等混合，以帮助提神。但这也并没有多大帮助，最好还是去街角的意大利餐厅喝杯卡布奇诺，里面也有咖啡因。

热柠檬水？不，谢谢

我从小就一直与一些耳鼻喉疾病抗争，有时我的奶奶会在家里照顾我，这个过程基本上都很愉快。毕竟，奶奶们都很宠爱她们的孙辈，只有在一件事上我的奶奶毫不留情：当我感冒时，她都会给我灌几升热柠檬水。我讨厌这种酸的东西，每次都要为加进里面的每一匙蜂蜜讨价还价。

她认为这是真的有用。毕竟，世界上有一半的人认为热柠檬水中的维生素 C 有助于对抗感冒病毒。如今，人们可以在药店买到维生素 C 泡腾片，里面通常含有大量的糖，所以味道比我奶奶自制的柠檬水更让人容易接受，但它仍然没有太大作用。柠檬作为“维生素 C 炸弹”的不实说法早已被揭穿：整颗柠檬的汁液含有约 25 毫克的维生素 C。这是一个成年人每日所需摄入量的 1/4，而 100 克红辣椒或欧芹中维生素 C 的含量就已经达到了一颗柠檬所含的 5 倍之多。

但你也不必在下次感冒时每天吃两顿辣椒拌欧芹沙拉（在我看来，它的口感与热柠檬水相比也不会多好）。如果你不是竞技运动员，并且到现在为止饮食一直相对均衡合理，一如既往地保持就可以。你既不需要红辣椒沙拉也不需要热柠檬水，当然也不需要维生素 C 泡腾片。如果已经被病毒感染，额外的维生素 C 补充也根本无济于事。目前为止，还没有证据表明它能减轻感冒症状或缩短疾病持续时间。

诺贝尔奖得主永远都是正确的吗?

维生素 C 被认为是感冒的头号杀手的说法，出自两届诺贝尔奖得主、美国化学家莱纳斯 · 鲍林（Linus Pauling）。1970 年，他在一本科普书中提出了每天服用维生素 C 有助于对抗感冒的论点。这一点至今还没有得到明确的证实。人们可能认为，一个两届诺贝尔奖得主不可能出错。然而，鲍林获奖并不是因为他对维生素的认知，而是因为他在化学键方面的贡献和对核武器的反对。据说，鲍林本人直到去世都一直坚持他的论点，并且每天服用整整 18 克的维生素 C。

预防性的维生素 C 补剂在研究中的表现很糟糕。几项荟萃分析研究（对文献进行定量化汇总和分析的研究，因此说服力很强）得出的结论是，每天服用 200 毫克维生素 C 作为预防措施的成年人，患感冒的可能性并未低于不服用的人。

只有身体处于高度负荷状态的人，如马拉松运动员，对他们来说，服用维生素 C 补剂将患感冒的风险几乎减少了一半。

或许是因为在竞技运动中，运动员的身体一般会消耗大量的维生素 C，而在他们感冒时，体内剩余的维生素 C 不足以供应于免疫系统。

无论如何，预防性摄入维生素 C 对疾病持续时间的影响很小。对于长期每天服用维生素 C 补剂的成年人，他们的感冒持续时间从 7 天缩短到 6 天半。是否要为了少擤 12 个小时鼻子而每天服用维生素 C 片或吃红辣椒沙拉，仍由你自己决定。但无论如何，喝热柠檬水都可以不必考虑。维生素 C 不耐高温，因此只要你把热水冲进柠檬汁，25 毫克的维生素 C 就所剩无几了。

维生素家族中的另一成员至今也没有被证实能够防治感冒。尽管关于维生素 D 的炒作已经持续了多年，但大约只有十几项严谨的定性研究调查了摄入维生素 D 补剂是否有助于预防常见的秋冬季节性疾病。在对这些研究的总结评估中，作者们都发现，没有证据表明维生素 D 是一种免疫奇迹。不如在日常生活中多出去走走，这样身体可以在阳光的帮助下自己产生维生素 D。

我知道，我在这一节写下的一切都很令人失望。对大多数人来说，服用某些补剂性药品只是单纯让人感觉良好，工作时不再感到那么无力——即使只是吞下一颗维生素药片。然而，你感受到的药效大部分可能不是来自维生素，而是来自锌。考科兰合作组织（Cochrane Collaboration）上的一项荟萃分析已经证实了这一点。科学家和医生在这个组织中联合起来，为健康问题提供更多证据。对此，研究人员的结论是：如果你在开始流鼻涕时就服用锌片或含锌胶囊，就会缩短感冒的持续时间，并且能削弱其严重程度（需要提醒的是，这些制剂要有肠溶衣，因为锌只能在小肠中被吸收）。

如果你和我不一样，喜欢热柠檬水或红辣椒沙拉，那么也请尽情享用。

第二部分

耳鼻喉如何与心灵交流

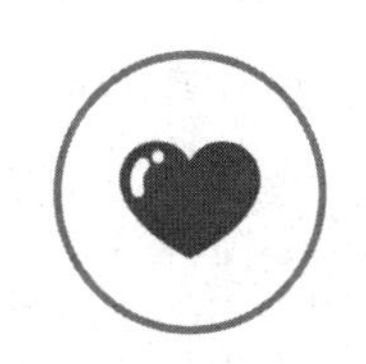

你现在已经了解了耳鼻喉的结构及其工作原理，通过前文的介绍你也知道了危害耳鼻喉健康的敌人并知道如何打败它们。除此之外，你也明白鼻屎虽不健康，但也无害，而耳垢实际上也比它给人的印象要好。按照传统医学的理解，本书可以到此结束了，但其实现在才是真正令人兴奋的开始。

我喜欢把耳鼻喉称为大脑的前台，因为它与心智的联系非常紧密。然而，每当提到心智的时候，许多人都会想象有一朵看不见的云在我们的身体上空盘旋。心智也常常用“精神”或者“灵魂”来指代。我们要么给心智贴上“实际上并不存在的东西”的标签，要么将其视为并不真正属于我们身体的东西。然而情况正好相反：心智是身体的一部分。

我们不必翻阅专业的医学或心理学书籍其实也能获得关于心智的定义——在搜索引擎上输入“心智”即可。然后在网页上就会显示：“心智……人的知觉、感受和思考等认知能力的总体。”

今后，请你再看到“心智”这个词时可以将其替换为“大脑”。因为这里就是这些知觉、感受和思考发生的地方。这样听起来就不会那么不着边际了。毕竟，大脑是我们身体的（几乎）完全正常的一部分。心智、精神或是灵魂就像大脚趾一样也属于我们的身体，所以还请你放松下来，继续阅读。

第5章

灵魂真的住在大脑中吗

和大脑所能做的事情比起来，大脑本身简直就是一个不起眼的小部件。第一次在大学解剖室接触过它之后，我失望透顶：大脑只是一大团缠在一起的神经。没有灵魂，没有精神，也没有思想。

时至今日，这一理性认知仍在医学生中传播，真的很令人遗憾。但它能够帮助在大脑和心智之间建立更为客观的关系。印度班加罗尔有一个大脑博物馆，在那里任何人都可以对这一神秘的器官进行探索。展出目的就在于揭开大脑及其相关疾病的神秘面纱，因为许多印度人至今依然相信精神有问题的人都是被邪灵附体了。

在德国，我们把这些人称为“精神病”，这也不太好。而且当医生无法解释他们的患者到底为何得病，或者相信病和大脑有关时，他们会说是“精神球菌”，是一种灵魂染病的体现，这当然是无稽之谈。人们简单地认定，一切都是患者的幻觉，没有进一步研究下去的意义。

我们稍后再来讨论这些奇妙的神经团。此处想要先向大家说明的是，耳鼻喉不仅可以诱发奇怪的疾病，也会对我们的日常生活起决定性作用。它能够帮助我们寻找适合的伴侣，陪伴我们一起选购日常物品，既与解放天性相关，也会影响到性生活。虽然乍看之下毫无关系，但所有的这一切其实都和我们的“精神”相关，因为大脑参与其中。因此，我想在本章向大家科普一些和大脑相关的信息。

生命之灵的祛魅

几千年来，人们一直怀疑恶魔或者其他邪灵可能盘踞在大脑中，某种程度上来说也因此奠定了现代脑科学的基础。早在公元前 5000 年，世界各地都曾出现“环锯术”，即在人的头盖骨上钻 1～5 厘米的孔。后人猜测这是为了治疗头部创伤，但也有可能是为了引出大脑中诱发头晕或耳鸣等疾病的邪灵。这些粗暴的手术在当时是否奏效已经无从考证，但我们能肯定的是，许多人竟然在这种手术下活了下来，或许这本身也是一种成功。

在大多数古代文明的记录中，心脏都被认为是思考和知觉的中心。古埃及人在保存死者的尸体、心脏和其他内脏方面付出的努力可谓近乎疯狂。对比起来大脑似乎只会碍事，难怪他们会无情地用小钩子将它从鼻子里钩出并丢掉。古希腊的亚里士多德认为，大脑是心脏的一种冷却系统，因此它充其量也就是一个相当无趣的打工仔。

直到公元 200 年，古罗马角斗士医生盖伦（Galenus）才终结了这种观点。他反驳的理由是，如果大脑真的是心脏的冷却包，那它就不会离心脏那么远了——从现代医学角度来看，这还是无法真正令人信服。但盖伦发现了视觉神经和听觉神经，因此也认为感官知觉肯定与大脑之间存在某种联系。盖伦猜测，有一种生命精灵在大脑的空腔中流动，而类似的想法在中世纪之前都一直存在着。人们认为，不朽的灵魂只是短住在易逝的躯壳中的一个租客。

直到 16 世纪上半叶，现代解剖学的雏形才显现，安德雷亚斯·维萨里（Andreas Vesalius）被认为是该领域的创始人。这位布鲁塞尔的外科医生像着了魔似的撰写一本 700 多页的解剖学图集，即《人体的构造》(*De humani corporis fabrica*)。这本书中首次出现了对大脑的极其详细的描述，长期以来被当作参考基准。然而，人们仍然不清楚这个器官究竟是如何控制人的行为的——直到 18 世纪电学的发展。

起初，电也只是作为人们的娱乐项目：在年度集市上，敢于冒险的人让“起电机”给自己充电，直到他们的头发竖起来。人们互相送给对方“电之吻”，还包括电击。来自意大利的医生路易吉·伽伐尼（Luigi Galvani）最终取得了决定性的发现：他将电通过神经传导到青蛙的腿上，使得已经与躯干分离的蛙腿抽搐起来。伽伐尼的实验现在是医学院学习中的一个经典实验，因为它证明了绝对基础的现代科学常识：不祥的生命之灵不过是一系列从一个神经细胞跳到另一个神经细胞的电脉冲。

想象一下：我们的大脑整天蹲坐在漆黑狭窄的颅骨监狱中，从未见过一片花草地，从未闻过现磨的咖啡，也从未感受过婴儿柔软的皮肤。但只需要一点电和化学成分，它就能创造出最美妙的图像、气味或声音。大脑构筑了奇妙的思想，给我们带来快乐、恐惧或是痛苦。即使是爱，也不过是神经元的烟花而已。

这很不浪漫。所以“心灵是深层情感的庇护所”这种老旧观念才能延续至今。至少我从来没有听失恋的人说过“脑子碎了”。我想人们更有可能表达成“你毁了我的生活”。

狂野之景：正是我们脑袋里的样子

在大学学习时，我们把所有与神经和大脑有关的东西都命名为“神经”，而我觉得这非常无趣。为了应付考试，我只复习了老师们明确不推荐的简短概念总结，最后也通过了考试。直到后来在心理学课上了解到这些抽象概念背后真实的生理现象的时候，我才开始对它感兴趣。如果你和我当年的感受一样的话，那就请你跳过接下来的几页，当你日后感到好奇的时候，不妨再回头翻阅。

我们大脑中最小的单位是神经元，也叫神经细胞。人的大脑中平均约有 860 亿个神经元，比长期以来人们认为的要少。一直到几年前，科学界都认为人脑至少有 1000 亿个“灰色细胞”。与人体中其他大多数紧凑而圆润的细胞不同的是，神经元是细长型的（毕竟它是一条导电线），像一只蝌蚪。其中一些由一个稍大的细胞体和一条粗长的尾巴组成——轴突。此外，还有许多较短、较细的神经突起——树突。

如果你去问神经细胞，它是做什么工作的，它可能会回答你，它在通信行业工作，职责是传递信息，日常生活中发生的所有事情都会在我们的身体里形成一条通信链。它可能始于苹果派的香味或是男人的汗味，但并不终于去分析什么是美味的，什么是恶心的。

为了确保所有信息都到达正确的位置，每个神经细胞都与成千上万个其他的神经细胞相连，这些连接点被称为突触。在这里，神经突起并不直接粘在一起，而是始终保持最小的距离，这被称为突触间隙。为了使来自电脉冲的信息能够越过这道鸿沟，神经细胞会向间隙中释放特定的化学信使，接收细胞读取这些信使，然后再将其制成电。这些信使被称为神经递质，其中大家比较熟悉的有肾上腺素、血清素和谷氨酸。

当然，不仅大脑中有神经细胞，手臂、腿和臀部也有。任何人体部位几乎都离不开神经细胞。为了便于理解，一般将它们分为中枢神经系统（即大脑和脊髓中的神经）以及周围神经系统（比如我们小指中的神经）。但是原则上它们还是同一个神经系统，这也可以说明，身体和心灵之间的相互联系并不是什么耸人听闻或者大惊小怪的东西。

在 8 周的胎儿身上，大脑和脊髓的基本结构就已经几乎完全铺开。接下来的孕期里，胎儿体内会以此为基础再形成无数的神经细胞。出生时，婴儿的脑细胞已经差不多完全长成。可惜除了哭喊和喝水，他们还是几乎什么也不会，因为新生儿那数以亿计的神经细胞仍然很难连接起来。

婴幼儿在出生后头几年里所经历的一切，会使神经细胞之间的连接数量增加数 10 倍，由此形成了大脑非常独特的精密结构。正是这些错综复杂的连接将这些吵吵闹闹的小孩变成了畅销书作家、撑竿跳高运动员和知名外科医生。科学家们估计，大脑中总共有 600 万亿个这样的神经连接。有的形成粗大的束带或结节，有的又相互解开并与其他的联合，这取决于在日常生活中必须满足哪些要求。

如果你在本章无法记住太多信息，那请你记住以下内容：直到我们死去之前，我们的大脑都可以形成新的神经元连接和网络。也就是说，只要活着，就有机会去学新东西，或者或多或少地改变我们的个性。这些知识对于处理耳鼻喉科问题非常有帮助。你可能无法完全摆脱所有不良习惯或痛苦，但你可以用不同的方式与它们相处。“年纪太大了，学不了探戈舞或韩语”的说法，也只不过是一个蹩脚的借口。

如果你决定学习韩语，那么你的大脑皮层就有的忙了，而探戈舞则主要由小脑负责。得益于现代成像技术，我们现在大致知道了大脑的每个部分分别负责什么。另一方面，脑功能的探索也离不开研究人员长期以来的观察，对象主要是大脑的某些区域被破坏或切除的人和动物。让我们通过各个脑区的一次短暂观光之旅来了解一下概况吧：

1 楼：脑干。它始于延髓，延伸至脑桥，还包括中脑。脑干是人脑中最古老的部分，也是对于生存最重要的部分。脑干不是构思相对论的区域，而是协调呼吸、睡眠和循环系统的区域。

2 楼：小脑。小脑位于大脑的后下部，在颅骨与颈部的交接处。顾名思义，小脑的体积很小，在颅骨中大约只占 1/10 的空间，但它拥有近一半的脑神经元，因为它要控制复杂的运动和平衡功能。

3 楼：间脑。现在来到大脑内部，这里虽然空间很小，却非常热闹，成员各司其职。例如，丘脑就位于间脑中，通过前文我们已经知道了丘脑是通往意识的门户。它对信息进行过滤、分类，并决定将这些信息传递到大脑的哪个区域。住在它下面的邻居——下丘脑，则负责与释放各种激素的垂体合作，以确保体温或血压等基本生命体征正常。

4 楼：大脑。随着观光电梯越爬越高，我们脑部的功能也变得越来越高级。无论是阅读（和理解）你眼前的这段文字、讨论政治局势还是发明特别复杂的食谱，所有这些与思考有关的事情都由我们的大脑皮层负责。从感觉器官收集到这里的所有信息，能让我们对世界产生连贯的印象。如果没有大脑皮层，我们就没有意识。为了更好地理解大脑组成部分，我们将大脑皮层根据其位置划分为不同的叶，包括额叶、颞叶、顶叶和枕叶。例如，视觉中枢就位于枕叶中，听觉处理或语言识别主要发生在颞叶，额叶则负责决策、计划和解决问题。

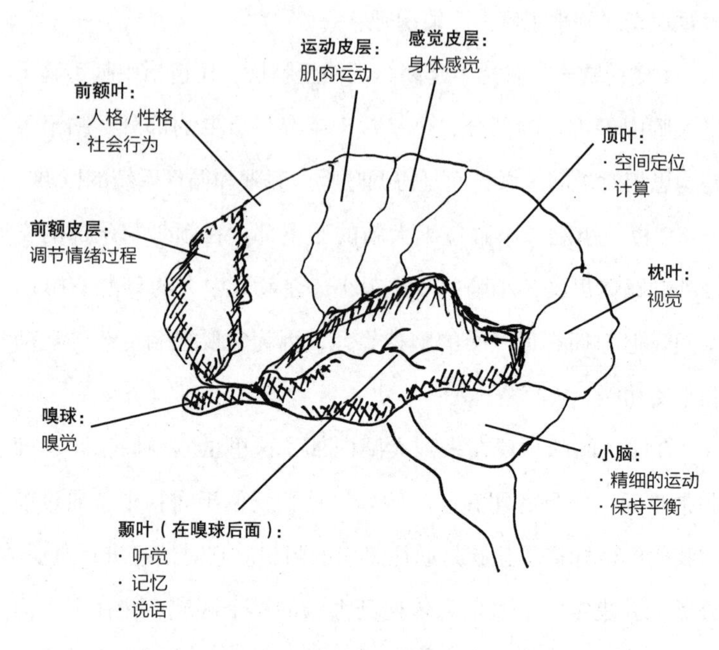

脑部不同功能区

但也有生活在不同楼层并共同构成一种特殊单体的大脑结构——边缘系统，它负责处理感情和记忆。关于它是否真的是一个连续的单体，还是只是一堆大脑组织，仍存在争议。但公认的是，它们更多地对无意识的身体情感经历负责，而较少对理性思考负责。至于哪些区域属于边缘系统也有不同的观点。但绝大多数人都认同的是，海马体和杏仁核都属于边缘系统。

海马体对我们的记忆至关重要。如果大脑的这个区域被切除，我们将再也不能记住任何新的事物。我们不会知道 10 分钟前的新闻里面讲了什么，也不可能再搬家，因为我们永远也无法记住去往新公寓的路，更不用说具体到厨房或浴室在哪里了。我们会永远被困在当下。

杏仁核专门负责感情和我们对于感情的记忆。它尽职尽责地提供用于回忆的整个背景，因此也充当了我们人生重要事件的放大器。多亏了它，我们可能还记得我们第一次接吻时的感觉，但不会记得在课堂上老师讲解孟德尔遗传定律时发生了什么。当我们感到恐惧时，杏仁核能特别好地发挥它的功能——毕竟，恐惧能保障生存。与此相反，杏仁核受损的人则不再害怕任何东西，这也是他们不该成为自由登山者或者拆弹专家的原因。

如果你无论如何都要把某个特定的大脑区域分配给灵魂或心智，那么最有可能的就是边缘系统。尽管经历了几个世纪的研究，但它们可能还隐藏在我们大脑地图上尚未描绘出的未知区域。它们看起来微不足道，却对整体身心至关重要。我最喜欢把灵魂想象成一个由神经、神经节和突触组成且拥有广泛分支的奇妙网络。它是一件不断在变化的完整艺术作品，也是一个喜欢对我们大脑已知区域和结构不屑一顾的淘气鬼。

第6章

耳鼻喉如何影响我们的社会生活

鼻子引发的爱情？信息素的神秘世界

不久前，我和一个朋友约在意大利餐厅里见面，席间我们在谈论男人。更确切地说，是她在谈论她的男友。她用一整盘前菜的时间向我诉苦：她的男友是一个超级宅男，但他从来没有和她一起看过《德国超模大赛》（*Germany's Next Topmodel*）节目。如果他终于出门了，也不是和她，而是和他的兄弟们。为了让他打扫一次卫生或做一次饭，她必须得表扬他一周。总之，他看起来不像刚恋爱时那么好了。她有时忍不住会想，为什么还要和他在一起。我保持着适当的沉默，但我内心也在问为什么。

当服务员终于端来比萨时，我小心翼翼地问：“你喜欢他什么地方?”她立刻回答:“他的气味!我们在一起已经8年了,我仍然可以一直闻到他的味道。这一定是那种性气息,叫什么来着,信……”

“信息素?”

“对,没错。它让我完全丧失理智。”

我不想用科普讲座来破坏这个轻松的夜晚,就对着比萨咕哝了一句:“如果你这么说的话……”——这对她来说已经足够了,于是我点了一些酒,然后切换了话题。

事实上,谁或什么东西能撩拨一个人这种问题非常适合摆有葡萄酒和比萨的餐桌谈话。但是,如果你像我一样重视谈话内容的真实性时,气氛就不那么有趣了。人与人之间的性吸引是一件特别复杂的事情。为什么很少有人能和在相亲名录中选择的伴侣在一起?为什么你觉得麦当劳里矮胖的薯条推销员无限性感,而聊合作时的那个帅哥却完全吸引不到你?还有,为什么我的朋友会无可救药地陷入她那大男子主义的男友的气味之中?

心理学家和嗅觉研究人员认为,气味在其中发挥的作用比目前所假设的大得多。然而,这种气味不像须后水或热气腾腾的比萨的味道那样明显,而是在我们甚至没有注意到的情况下就击中了我们的心。那么,“闻到”信息素的关键是什么呢?

嗅觉取代语言:用气味沟通

信息素能与性联系在一起,实际上离不开一种昆虫——一种体长约为 3 厘米、生活在桑树上的白蛾——蚕蛾。它看起来像一只巨大的飞蛾，有一段短暂而充实的生命，周期约为 4 天，在此期间，除了繁殖它不会做任何事。顺带一提，这个小生命甚至不需要吃东西。因此，它可以多出几个小时进行繁殖行为，然后死去。

鉴于性是蚕蛾生命的唯一目的，大自然必须确保它能得到性。对此，研究人员有一个特别感兴趣的问题：这个织丝工匠如何在巨大且黑暗的桑树林中找到它的另一半呢？

德国生物化学家阿道夫·布特南特（Adolf Butenandt）找到了答案。几十年来，他一直在观察蛾类的交配行为，并发现雌性蚕蛾会从尾巴末端散发出一种令异性无法抗拒的气味，向雄性蚕蛾释放信号：这里有性。蚕蛾虽然没有鼻子，但有特殊的、毛茸茸的触角，上面有感受器，可以准确地“闻”到这种引诱剂。

1959 年，布特南特终于成功地从蚕蛾身上提取了这种性爱灵药，为此，成千上万的雌性蚕蛾失去了它们本就短暂的生命。由此，第一个昆虫性信息素的化学结构被发现了：蚕蛾醇。而后以蚕蛾的学名被命名为“蚕蛾性诱醇”。

这种信息素让雄性蚕蛾别无选择，必须飞过去亲热一下。性行为完全由信息素所迫使，这是它和普通气味的关键区别。

信息素——使役的信号

信息素是一个人造概念，它的德语单词由古希腊语“pherein”和“hormon”组成，前者的意思是携带，后者的意思是刺激。它是由瑞士动物学家马丁·吕舍尔（Martin Lüscher）和德国化学家彼得·卡尔森（Peter Karlson）于1959年提出的。一种物质被认为是信息素的前提条件是，它必须在体外作用，即作用于其他生物——但仅限于同一物种内。基于此，蚕蛾不会想到与淡色钩粉蝶交配。此外，一种信息素总是触发完全相同的行为。因此，不存在能够逃避指令或对该指令进行不同解释的情况。

但信息素不仅仅与性相关。在蜜蜂和蚂蚁的世界里，信息素几乎成了一种独特的管理手段。大型企业的每一个董事会成员可能都会嫉妒这些昆虫社会的完美组织，因为那里的每个生物总是知道自己必须做什么——并且会去做。多亏信息素。

科学家们仅从蚂蚁身上就发现了几十种不同的信息素，这些动物利用这些信息素来管理它们繁忙的日常生活。例如，踪迹信息素让它们总是乖乖地沿着蚁群的足迹行进，呼救信息素确保陷入困境的蚂蚁不会孤军奋战。而通过聚集信息素，工蚁可以识别出对面的蚂蚁是否属于自己的群体。

蜂群的严密组织与统治也离不开信息素：蜂后分泌一种信息素，抑制工蜂卵巢的形成，因此它们不会与蜂后竞争。此外，还有警报信息素，一旦有人离蜂巢太近，整个蜂群就会立刻发起攻击。

第六感？人类的信息素

当然，蚂蚁和蜜蜂的信息素远没有下面这个问题有意思：这一套体系是否对人类也有效。对此，我们必须先了解信息素的工作原理：包括人类在内的大多数脊椎动物都有第二个鼻子——犁鼻器，它专门用来感受信息素。为了实现这一点，在鼻中隔的左右两侧有两个小软管，它们可以像小吸管一样吸取环境中的气味，其中有无数配有信息素受体的感觉细胞，它们看起来与普通的嗅觉细胞略有不同，最重要的是，它们的信息是由大脑中另一个区域处理的。信息素传递的信息直接进入下丘脑，这是大脑中自动调节血压或激素的部位。

针对信息素研究的棘手之处在于，科学家对这些受体了解很多，但对与之对接的物质，即信息素本身，知之甚少。科学家在小鼠和兔子身上首次检测到了哺乳动物的信息素。它是乳头分泌的一种气味，触发了每只鼠幼崽的吸吮反射，鼠宝宝为了生存也会喝陌生鼠妈妈的奶水。

信息素在狗和猫的身上也同样被发现，甚至可以人工合成。母狗在分娩后不久就会通过乳头发出一种安抚性的信息素，即所谓的犬安抚信息素。因为它能驯服所有年龄段的躁动不安的狗，所以被用于制造安抚类项圈或喷雾剂。类似的信息素也会被应用于那些对标记领地有过分冲动的猫身上。

那人类呢？坦率地说，相比性信息素，我对行为信息素更感兴趣，就像那些应用于宠物的安抚类产品。我多么希望能有一种气味，触发我女儿不可抑制的冲动，去整理房间或独立完成作业。这样我就可以有时间和丈夫享受二人世界了。

不过，人类并非真正需要信息素。毕竟，我们能够说话、阅读和写字，不必每天在花园栅栏上撒尿就能表明栅栏后面那棵弯弯曲曲的苹果树属于自己；认识新的人只需要递上名片，而不是让对方闻自己的屁股，这也是一项不容小觑的能力。

仔细观察我们的鼻子就能证实这一假设：鼻子不会受到信息素的影响，因为人类的犁鼻器已经完全退化了。尽管如此，科学家还是在人体内发现了一些信息素受体细胞，它们位于鼻子的嗅黏膜中，完全隐藏在其他嗅觉细胞之间。与拥有约300 个信息素受体的小鼠相比，人类只有 5 个。此外，人类拥有信息素受体并不意味着体内也存在信息素。信息素受体只是证明信息素存在的可能性，还没有人能够证明人类信息素的存在。

相比之下，寻找乳腺信息素似乎很有希望，研究人员已经在动物身上发现了这一信息素：母亲的乳房也会产生一种气味，触发婴儿的吸吮反射。由于它不仅仅作用于自己的婴儿，而是对所有婴儿都有效，因此研究人员认为这实际上是一种信息素，而不是一种能被婴儿识别的普通体味。

当我们害怕或有压力时，或许也会释放信息素。任何情况下，恐惧的冷汗气味闻起来与正常汗水的气味不同。至少当我害怕的时候，腋窝会立刻开始散发出可怕的味道（但愿除自己之外没人能闻到它）。即使这种气味只是在潜意识中被感知，也会在其他人身上触发一些反应。

心理学家和神经学家在各种实验中让受试者闻到人类由于恐惧产生的汗液，一次又一次地观察到了类似的反应：实验参与者变得更加专注、更有同情心，同时自己也变得更加焦虑了。恐惧似乎确实会传染。例如，之前闻过汗液的人在纸牌游戏中突然变得更加保守，表情也没有先前放松了。不过，恐惧信息素会感染他人，目前仍然只是一种假设。与仍是猜测的乳腺信息素一样，触发这种反应的分子和相应的信息素受体均处于未知状态。

无论如何，至少在 2015 年还有一个小小的突破：波鸿鲁尔大学的嗅觉研究员汉斯·哈特（就是第 1 章中发现铃兰气味分子令精子受到刺激的科学家）发现，茉莉花的气味——更准确地说是人工合成的二氢茉莉酮酸甲酯，能对人类的 5 个信息素受体之一起作用。

哈特之前曾为这个受体奉上了数千种不同的气味，但都徒劳无功，直到这种非常甜美的花香触发了它。后来的脑部扫描显示，二氢茉莉酮酸甲酯的气味会激活受试者的下丘脑，即负责信息素的脑区。这种影响在女性中比男性更明显，即使她们嗅觉感知中并没有闻到任何东西。

茉莉花的气味会导致人类产生什么样的行为，哈特还无法说明。因此，他请他的行为经济学家朋友在进行这一学科常做的小游戏的同时，给一组受试者喷洒二氢茉莉酮酸甲酯。（实验人员通常会发给小孩一颗棉花糖，并承诺如果他们能忍住不去吃掉第一颗，就会得到第二颗。）结果，实验中这种气味触发了一种反射。面对友好行为时，被喷洒茉莉花气味的测试对象表现得比没有接受喷洒的受试者更加友好。反过来也是如此：面对不公平的行为，受二氢茉莉酮酸甲酯影响的人表现得更加愤怒。

感谢哈特，我们终于知道存在一种能对人工合成茉莉花气味产生反应的人类信息素受体。但直到今天，还没有人发明人造信息素。

如何通过嗅觉找到正确的另一半

但是为什么人们会在派对上通过闻汗淋淋的 T 恤来寻找合适的伴侣呢？为什么我的朋友对那个除了气味以外一无是处的家伙如此依恋呢？明明我的鼻子对香水如此痴迷，却为什么从所有人中挑了一个从不使用香水的男人结婚呢？因为气味确实会影响我们的行为，包括对伴侣的选择。我们的鼻子或许很清楚谁或什么东西对我们有好处。而我的朋友之所以认为这符合信息素的范畴，可能主要是因为许多人对信息素的定义了解得不如卡尔森先生和吕舍尔先生那样精确。此外，信息素听起来也比腋下的汗水更有情趣。

那么什么使得人们的吸引力独一无二？汗水总是攫取我们的呼吸，它通过一种三重混合物来实现这一目标：足够典型的汗味（如果确实存在的话），少数信息素，加上大量个人独属的气味。最后一样与人体免疫应答及免疫调节密切相关，即主要组织相容性复合体，简称为 MHC。通过它我们可以知道，移植手术是否有成功的希望或人体是否会排斥移植的供体组织。

汗湿的 T 恤衫总是备受青睐，每当涉及嗅觉和伴侣的选择问题，它们就会被抓来做实验。在这方面尤为痴狂的当属瑞士进化生物学家克劳斯·韦德金德（Claus Wedekind）。早在 20 世纪 90 年代中期，他就让女人闻男人穿过的 T 恤衫。之后，这些女性被要求对她们认为最有吸引力的气味进行评分。为了不干扰结果，这些男性只被允许在汗淋淋的 T 恤上使用不含香精的肥皂。

结果是：女性更喜欢免疫系统与自己不同的男性的气味。拥有 75% 的不同免疫基因的男性气味似乎格外具有性吸引力。

据推测，不同的基因应该是为了确保人们不会与近亲繁殖，生育免疫系统尽可能广泛的后代。从生物进化的角度来看，这具有重大意义，不过它仍与真正意义上的信息素毫无关系。如果信息素对这一现象起了作用，那么女性应该别无选择，只能与每个免疫基因合适的男人交往。

幸运的是，我们通常能够自己决定想让谁做孩子的父亲。比如，我很确定，我有一个很棒的丈夫，他看上去就是我的理想型（而且人也很好），但我选择他并不是因为他的气味（尽管他有气味）。气味只是我们在伴侣列表上有意识或无意识地勾选合适者的影响因素之一。

除了潜意识的嗅觉系统，人工激素也会影响我们对异性吸引力的判断。在小鼠实验中，人们发现，怀孕的雌鼠突然更亲近与它免疫基因相似的雄性，即可能是近亲。或许是怀孕的雌鼠认为，在自己怀孕和哺乳等较为脆弱的时期，需要有一个家庭成员在附近帮助照顾幼崽。而对人类而言，最好不要毫无保留地依赖一个父亲。

在服用短效避孕药的妇女身上也观察到了同样的现象。许多短效避孕药的作用是让身体误以为自己已经怀孕。因此，中止服用人工激素的女性会突然发现自己根本闻不到丈夫的气味。顺便一提，避孕药也会使女性在男性中没那么受欢迎。毕竟从生殖学的角度来看，雄性追求一个已经怀孕的雌性是不值得的。

为了证明这一论点，进化心理学家杰弗里·米勒（Geoffrey Miller）和他的同事们在脱衣舞酒吧里花了几个晚上进行研究。他们将服用避孕药的脱衣舞娘的小费与生理周期正常的舞娘的小费进行了比较。后者的收入明显更好。米勒还发现，没有采取避孕措施的女性在排卵期获得的小费最多。其他并未走访夜总会的实验也都得到了相同的结果。米勒的发现得到了其他研究的支持，这些研究显示，当女性处于生理周期中生育能力最佳阶段时，男性对她们的气味评价是最好的。

亲爱的读者，如果你曾考虑购买信息素香水来吸引异性，不如将钱投资在其他事物上。只需要将下一次约会安排在你的排卵期，或许就可以完全免费地达成更好的效果。

公猪的口水令人着迷

除了排卵期约会这种专为女性提升吸引力的约会妙招，还有为男性设计的信息素香水。被互联网上的广告描述为“坏男孩”的男性香水，其实是雄烯酮和类似的物质。它来自未阉割的公猪，存在于其唾液中，是典型的公猪信息素。

它能触发母猪的静立反射：母猪仿佛被冻住了，公猪可以在几分钟内对它完成交配。由此，聪明的营销人员推导出，这些物质“能对女性散发出自己在性方面的优势”。至于他们是否认为人类性生活中静立反射是可行的，那是后话。除了那些使用信息素香水的人，只有养猪户才会四处喷洒雄烯酮。现在，它可以人工合成并在养殖业用于人工授精。

为了找出这种物质在人类身上有何作用，研究人员在医生诊所中进行了一项完全无害的实验：在实验中，他们在候诊室的一些座椅上喷洒了雄烯二酮，结果是女性更愿意坐在这些椅子上。这些专门准备的座位对男人没有任何吸引力。但是瑞典科学家后来的研究发现，雄烯二酮使异性恋男子具有攻击性，而同性恋男子则喜欢这种气味。女同性恋者对类似的实验反应积极，实验中喷洒的是雌甾四烯，一种类似雌激素的物质，商家在为女性制作的信息素产品中会加入这种物质。

针对这样的实验，就算我写满几页纸，也仍然只能描述一小部分，它们都旨在证明信息素的效果，如雄烯二酮、雌甾四烯和类似物质。从 20 世纪 90 年代初开始，在一项研究中就出现了真正的信息素炒作。这场炒作源于一家美国的信息素制造商和由它赞助的巴黎学术会议。有人在会议上提出了一项研究，声称人类拥有功能正常的犁鼻器，也就是说，人能感知“可能存在的信息素”。迄今为止，这项研究已经被引用了100多次——但公众必须知道的是，这项研究的作者和该公司的创始人曾经是研究同事，因此这当然无损于其爱情香水业务。

批评者指责，大多数关于雄烯二酮和类似物质的研究都有明显的缺陷。即使这些物质有效果，从科学角度来看，也和信息素完全无关。根据前文的信息素定义，一种气味仅仅具有“刺激”作用是不够的，不然也能直接把柠檬油涂抹在耳朵后面了。

但只有极少数人愿意听到这些。澳大利亚2017年的一项研究几乎没有被公众注意到。在这项研究中，研究人员发现，这些所谓的信息素对近100名受试者身上的吸引力毫无增益效果。信息素香氛的卖家同样隐瞒的是：雄烯二酮也存在于男性腋下的汗液中，是睾酮的分解产物。因此，作为一个男人，你可以很容易地自己制作性爱香水，将一件衣服多穿一段时间即可。不过，你最好期待与你的意中人在她的排卵期约会，因为只有这样，她才会觉得这种气味完全可以忍受。

买它！工业是如何引诱我们的感官的

在我和丈夫开始为我们的小家疯狂建房之前，我们其实准备买一个房子。二手房不仅价格更便宜，而且通常不存在严重的建筑缺陷了。总之，前任房主也已经证明，房子是能住人的。

几个月来，我们几乎每次外出时都会安排看房项目，却痛苦地意识到，我们要么对二手房过于挑剔，要么就是不够富有。一直以来，我只记得一栋房子让我本能地立即感到家的温暖。虽然几乎每间屋里都铺着令人毛骨悚然的棕色地毯，用“摇摇欲坠”来形容也不为过。但当时在走廊里我想的是：这就是我想住的地方。直至几天后，我才弄清了原因。

当我在网上读了一百遍“买房的 10 大秘诀”后，出于好奇，我点进了“销售人员计划表”。除了在领客户看房前才整理房子和花园的内幕信息外，我还了解到，狡猾的卖方会在约定时间前几个小时烤一个蛋糕，以给有意向的买家一种温馨的感觉。

我有点尴尬，原来所谓的梦想之家实际上只是苹果派的味道。我甚至在客厅的桌子上看到过它，却没意识到我中了卖家的圈套。作为一名侍弄鼻子的专业人员，我应该看穿这种把戏。但实际上，苹果派的骗局依然对我起作用。

鼻子非常擅于操纵人的行为。因为它是直接影响大脑的开关：嗅觉是唯一能使我们的情绪立即受到波动的感官印象。气味信息直接抵达边缘系统，这个非常古老的脑区在我们还不能阅读、书写或制造原子弹时就已经开始运作了。

在那里不仅有负责情绪的杏仁核，还有负责记忆的海马体。杏仁核和海马体是现代广告的最佳盟友：情感和记忆甚至在头脑能启动之前，就决定了某物是出色的还是糟糕的。我们的意识实际上只是为之前无意识做出的选择负责寻找正确的论据。

看房时的破屋子和苹果派就是这样作用的：大多数德国人

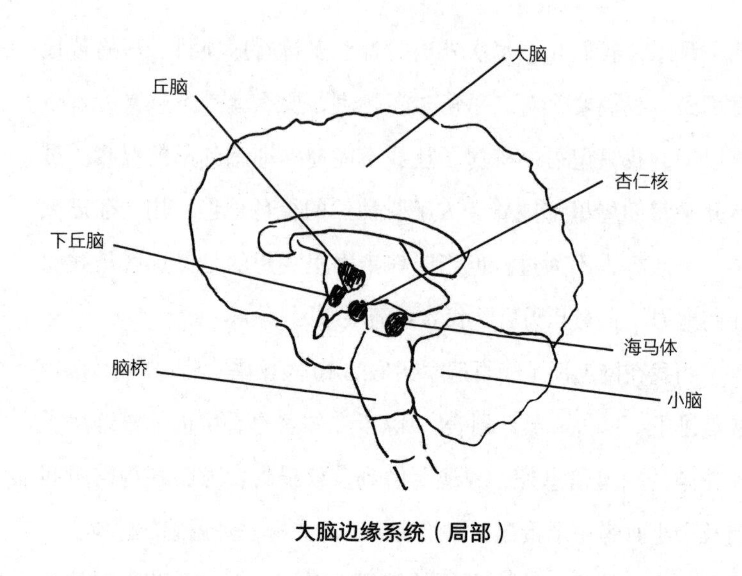

大脑边缘系统（局部）

把蛋糕的味道与童年、祖母或生日联系在一起，即一种愉快的感觉。每当我们闻到蛋糕的香味，边缘系统就会挖掘与之相关的幸福感。这就是为什么我突然准备为一个破败的房屋支付溢价。所幸，似乎只有少数卖房者知道这些联系，不然也无法解释为何我们看到的大部分待售房子都有卷心菜味、脚臭味或湿淋淋的狗臭味。

为什么鼻子那么爱购物

聪明的商家则坚持不懈地让我们闻到香味来激发购买欲。令人讨厌的是，与海报、电视或广播节目不同，我们无法逃避这种广告。没有人能简单地做到不闻任何东西。更卑鄙的是，专业用途的芳香物质通常低于感知阈值，所以我们甚至都没有注意到自己被操纵了。如今，几乎所有规模稍大的连锁酒店都会通过专门研发的空气净化香氛产品，不知不觉地帮你决定晚上是住希尔顿还是威斯汀。得益于适合的香水，新车上不再有刺鼻的胶水和塑料味。超市里，由于人工添加了一点橙子味香氛，橙子看起来更加美味。许多市中心的商店里都会喷洒香水，就是为了激起人们狂热的购买欲。

甚至德国铁路公司现在也考虑使用香味来安抚乘客。测试表明，当车厢内有紫檀、茉莉和甜瓜的微弱香味时，乘客对德国铁路的品牌评价更高。然而，由于德国人特别喜欢批判德国铁路，所以这个项目最终还是没有成功实施，因此火车车厢里至今仍是洋葱、汗水和香蕉皮混合在一起的怪味。

我的许多朋友认为，通过香味来促进销售是营销理论中的一种无稽之谈。毕竟，每个欧元只能花一次，要物有所值。然后我说："没错，但它是花在好闻的地方。"我觉得，在我们所有的感官中，独独否认嗅觉在购物中的作用，简直是荒谬。

我们喜欢买那些看起来漂亮、摸起来手感好或尝起来味道好的东西。但是前文提过，当你嚼一包薯片时，听起来怎么样是会干扰你的口感判断的。由于我们周围的声音越来越嘈杂，色彩越来越丰富，所以鼻子作为广告信息的一个附加入口就派上了用场。如今，世界上少数几家香氛巨头能使旅行社的气味让人闻到觉得像在度假，咖啡的香气往往比它的实际味道更美味，甚至狗主人自己更愿意吃他们四足朋友的罐头。

你有没有想过，为什么烘焙区通常位于超市的入口处或最里面？没错，要么引诱外面的人进来，要么引导他们在整个商店里逛一次，尽管他们其实只想买一包口香糖，到最后也会想要葡萄干面包。

食物的气味会让人胃口大开，虽然这已经众所周知，但还存在一些并不广为人知的事实。荷兰的一项研究很有趣，它显示参与者（只有女性）如果事先闻过卡路里炸弹的味道，就会对其有更强的食欲，如果事先闻过清淡的食物，就会更想吃低卡食物——食欲与饥饿感毫无关系。或许带有沙拉香味的香薰灯能成为下一个节食趋势。

为什么人们也会在乍看之下没有明显气味的体育用品或服装商店里花更多的钱？原因之一可能是，人们在气味宜人的商店里感觉更舒适，因此停留时间更长，这增加了他们在那里购买东西的机会。诡计往往藏匿在细节中。

为了让人们愿意挑选并购买，气味必须与出售的东西相匹配。这是常识，不过研究也证明了这一点。例如，心理学和市场营销学教授埃里克·斯潘根贝格（Eric Spangenberg）发现，如果在商店里喷洒一种经典的女性香氛，那么女性购买的衣服数量大约多1倍。当男性闻到类似的男性香氛时也是如此。反过来的效果也同样得到了证实：男性香水会遏制女性的购买欲望，女性香水也会遏制男人的购买欲望。

比利时的研究人员表明，当一个杂乱的商店散发出令人愉悦的气味时，顾客对产品的评价会更负面。科学家们猜测，这是因为杂乱无章和怡人香气对顾客来说并不匹配。然而，当喷洒“有序且洁净”的冷感香水时，可以部分抵消混乱的负面印象。多么有创意！用喷洒代替整理！但“有序且洁净”到底是什么味道?

这取决于我们的生活经验。日常生活中，大脑几乎将每一种气味都与感觉的记忆联系起来。我们的嗅觉就像一个巨大的相册，提醒我们气味从哪里来，经历了什么。对我来说，“洁净”闻起来像柠檬，因为在德国几乎所有的清洁产品中都有柑橘类的东西。对我的一个西班牙朋友而言，整个房子必须有氯的臭味，她才会觉得真的很干净——在西班牙，人们会使用含氯清洁剂。因此，几乎不存在真正的中性气味，也没有每个人都喜欢的味道。

美国的一项研究间接表明了社会和文化对气味感知的影响程度：科学家们不遗余力地为现有的所有气味建立了一个分类系统，并为此创建了 10 个基本类别。除了甜味、果味或腐败味之外，这群美国教授还创造了爆米花味这一类别！我拿我的香水藏品打赌，德国的研究人员绝对想不到这一类别，但他们可能会引入咖喱香肠这个类目。

人类对气味的偏好甚至因城市而异。一个美国止汗剂制造商曾经希望通过一项针对年轻女性的调查了解，什么味道的产品能使男性显得特别有吸引力。结果是：纽约女性会被咖啡的味道迷倒；费城女性喜欢干净衣服的味道；在明尼阿波利斯，女性喜欢割完的草地；在圣地亚哥则是防晒霜；而在休斯敦，男人的腋下应该有烤肉的味道。

如果你想确定一款大家相对都能接受的香味，唯一的选择就是香草。它和母乳的味道有点像，因此几乎所有人都喜欢淡淡的香草味。可以说，它是香水中的电梯音乐①。

表现自我：香水

牵着我们的鼻子走的不仅仅是企业。大多数人对自己周围的人也做了非常类似的事情：他们使用香水来给他人留下自己希望呈现出的印象——顺便说一下，它不是在法国发明的，古埃及人就已经能掌控自己的气味了。有趣的是，人们总想让自己闻起来更像动物而不是人类。或许深入了解麝香、龙涎香或麝猫香等物质的来源就会令人不再那么痴迷：麝香来自麝的阴茎附近的一个腺体，麝猫香来自非洲麝猫的屁股，而龙涎香则在抹香鲸的肠道中发现。

可惜几乎没有任何关于职场香水效果的专业研究。毕竟，每个喷香水的人都会带来许多个性化的变数，几乎不可能做出任何有效推断。也因为缺乏这方面的研究，以至于心理学家罗伯特·巴伦（Robert Baron）在20世纪80年代提出的一项观测结果仍被反复引用：在男性主导的工作面试中，女性如果喷了香水，得到工作的机会就更小。而女性领导则对喷香水的求职者没有反感心理。

在得出香水不适合在求职面试中使用的结论之前，让我们先简单看一下这个实验设计：实验中的男性参与者并不是真

① 一种不引人注目的背景音乐。

正有经验的人力资源主管，而是年轻的学生，他们可能更多地将香水与浪漫的约会联系起来，而这当然不适用于求职面试的场景。

这个实验大约是 40 年前的了。我衷心地希望，现在的女性喷涂香水不会危及她们的事业。正常香水的浓度应该也不会导致未来老板晕倒。

感谢以汗湿 T 恤做嗅觉实验的先驱克劳斯・韦德金德的研究，我现在知道为什么我丈夫从不使用我源源不断送给他的香水了，答案是基因。韦德金德不仅发现了女性更喜欢具有不同免疫编码的男性，他还表明，具有相似免疫基因的人喜欢的香水味道也更相似。理想情况下，如果两个具有不同免疫基因的人走到了一起，他们也会喜欢不同的香水。

认识到了这一点后，我终于可以省去不断为我的丈夫寻找合适香水的烦恼了。毕竟，我为自己寻找那款终极香水就已经够头疼。这件事情之所以十分困难，是因为我不是用香味来取悦别人（那很容易），而是取悦自己。

毫不夸张地说，我简直就是加拿大裔美国心理学家雷切尔・赫茨（Rachel Herz）在她研究中所描述的香水性格的完美典型。根据她的说法，塑造女性香水偏好的因素与塑造其时尚品位的因素相同：年轻女性使用的一般是流行的或在朋友中很受欢迎的香水。而像我这样已经过了 40 岁的女性，则是绝对的香氛个人主义者。她们只想使用自己喜欢的香水，也不在乎周围的人怎么想。令人惊讶的是，60 岁以上的女性再次变得保守，喜欢购买别人会喜欢的香水。

赫茨的一位同事早在 20 世纪 80 年代末就做过类似的分析，也得出了类似的结论（尽管推迟了 10 年公布）：30 多岁的女性是最大的香水利己主义者。这可能再次科学地证明了 40 岁就是女性第二春这个观点。

薄荷味的俯卧撑：气味兴奋剂

无时无刻不喷香水对德国人来说有点吓人，但同样常被赋予刻板印象的日本人为了能够更好地工作，很早以前就开始使用香水。例如，在一项实验中，日本的办公室秘书在有柠檬味的房间里，打字错误率只有一半，而有茉莉花味时，打字错误率则减少 1/3。

胡椒薄荷油也能为我们的内部引擎提供动力，像大多数柑橘香调一样，这种气味可以使人清醒，在各种实验中，它表现为能帮助人们更好地解决棘手的思考任务。在其他针对体育生的实验中，结果显示闻了薄荷香精的参与者能做更多的俯卧撑，并且在 400 米赛跑中速度更快。此外，薄荷的香味可以帮助酒吧的舞池活跃起来——夜猫子更喜欢在有薄荷、橙子或海风味的酒吧里跳舞，而且会觉得经历了一个更美好的夜晚。然而，使用这三种气味中的哪一种结果都并无区别（我的猜测是：自从迪斯科舞厅里没有香烟味，任何味道都比屁、汗水和啤酒的气味宜人）。

美国神经学家艾伦·赫希（Alan Hirsch）建议，女性如果想显得更苗条，不妨试试喷洒葡萄柚的香氛。在他的一项实验中，受葡萄柚香气影响的男性认为女性大约轻了 6 千克。赫希甚至声称葡萄柚就是香水中的竖条纹。在另一项实验中，被葡萄柚香味迷惑了的男性对女性年龄的估算比实际小得多。或许这能解答，为什么这么多女性香水都依赖葡萄柚香精。

据说玫瑰的香味有助于备考。吕贝克大学的研究人员让受试者在闻玫瑰味道的时候学习一些内容，然后让他们上床睡觉。部分受试者在深睡眠阶段周围会被提供玫瑰香气，其余的人则睡在一个无味的房间里。睡在玫瑰香味中的受试者第二天还能记住 97% 的所学内容，而来自无香味房间的人只记住了 85%。可惜，在睡眠实验室以外的地方，喷洒香氛来自主检测深睡眠阶段几乎无法实现。幸运的是，来自弗莱堡的科学家最近证明：如果让一个睡着的人整晚都沉浸在玫瑰香气中，也能奏效。

有趣的是，这种效果真的是由于玫瑰的香味，还是——如我所料——仅仅是杏仁核和海马体在进行本职工作：它们将这种气味与学习材料联系起来，并提醒沉睡者在睡眠中再次学习。如此推测，小熊软糖的香味或许也能奏效。无论如何，这些都比在枕头下放一本教科书睡起来要舒服。

你知道超级食物吗？它们大多是价格过高的浆果、植物种子或海藻，经常食用能让人聪明、美丽和健康。同样，我想向你介绍一种超级气味：薰衣草。它堪称香味中的全能型选手。据说薰衣草可以帮助治疗失眠、头痛和偏头痛，舒缓消化道痉挛，减轻分娩疼痛，缓解压力和焦虑，它甚至被用于治疗阿尔茨海默病。其中一种神奇成分被称为芳樟醇，这种气味物质或许对负责兴奋和激动的脑细胞有抑制作用，因此具有类似精神疾病药物的效果，至少在动物实验中的表现来看如此。

如果你想让孩子喜欢上学习，或许薰衣草也能帮上忙。一位慕尼黑的化学教授曾在一个大型项目中调查了精油对 30 所学校 1000 多名学生的影响。该项目有一个好似 20 世纪 80 年代的名字：气味学校（Dufte Schule），但这项实验的年代并没有那么久远。

在参与实验的班级中，黑板旁边的香氛柱每小时向教室里吹一次精油，持续几分钟，其中混合了大量薰衣草和一些柠檬的香气。整个实验持续了几个月。结果显示：39% 的学生表示自己能更好地集中注意力，44% 的学生认为班级气氛更好了，1/3 的学生认为他们的同学没有那么咄咄逼人了。30% 的家长同意这样的说法："我的孩子比以前更喜欢上学了。"

需要说明的是，这项研究得到了一家精油制造商的赞助，该制造商现在出售相应的香薰石，旨在让居家学习更轻松。但我认为，这只在孩子们以前参加过这个项目的前提下起作用。因为熟悉的气味在放学后也会敦促孩子集中精力做作业。

你也可以利用这个原则来调节精力。当你专心致志地坐在办公桌前时，总是使用特定的香味（哪一种味道并不重要，重要的是你喜欢闻它）。一段时间后，这将成为你的个人工作香氛，它会提醒你的大脑：注意，现在是集中精力的时候了。或许你已经无意识地这样做了半辈子了——早上到了办公室后总是先喝杯香浓的咖啡。

某些香气能否治疗疾病以及如何治疗，尚未得到充分的研究。诚然，大量实验表明，香气对情绪、行为和生理过程都有影响。但芳香疗法研究中最大的问题是，它实际上无法被客观地研究。因为科学研究中的一个基本原则就是盲法。例如，参与者不知道他们得到的究竟是活性成分还是只是安慰剂。但是，由于活性成分在实验中能被明确地闻到，这使得实验很难排除心理偏差或安慰剂效应的影响。

各种各样的研究

盲法研究：参与者不知道自己属于研究中的哪个干预组。双盲研究是指参与者和研究人员都不知道哪些参与者接受了哪些干预。在三盲研究中，参与者、研究人员和数据分析员都不知道参与者接受了哪些干预。

随机研究：参与者完全根据随机原则被选出。

对照研究：在研究中，除了接受特定研究对象的组别外，还有其他组别，例如接受安慰剂或其他活性物质。

非随机研究：研究人员将参与者分配到各个实验组，这可能会导致结果存在偏差。

随机对照研究：这被认为是科学研究的黄金标准。随机选择的参与者和对照组确保结果尽可能客观。

迄今为止，有关芳香疗法研究的另一个弱点是持续时间和参与者数量。举个例子：针对“薰衣草芳香疗法对失眠是否有帮助?”这一问题，规模最大、时间最长的随机对照研究中只有67名受试者，且仅仅持续了12周。这并不一定意味着芳香疗法完全是一场骗局。只是目前为止，可供采信的研究结果实在太少。

因此，我建议彻底采取实用措施：对于较为严重的疾病，无论如何都不应该依靠香薰灯治疗。但是，如果你发现在枕头上滴几滴薰衣草精油会让你睡得更好，而且气味也很愉悦，那就请便吧！如果你讨厌薰衣草，再充分的科学证据或许也无法让你因为它而平静下来。如果葡萄柚让你感觉更苗条、更年轻，请尽情购买含有葡萄柚香精的香水。如果你最喜欢的香水是香奈儿5号，你喷了它之后肯定也会非常迷人。在香水这件事上，最值得你信任的实验，既不是对照也不是随机更不是盲法，而是需要在自己身上进行。

是愉悦的香味还是伤害

这本书读到现在，各位读者肯定已经知道，我是芬芳气味的忠实粉丝。我不仅喜欢香水，还喜欢各种香味，比如奶油味或洗衣粉中的香味。我甚至在我们的房子里安装了一个自动空气清新器，它每隔半小时就怒吼一次，并喷出我的丈夫认为是危险气体的云雾，他不久之后就把那种东西称作“龙”。

我自己非常喜欢那条“龙”。它持续“噗嘶嘶嘶”的声音能够让我开始思考。实际上，我认为臣服于气味的力量不应该受到过分指责，毕竟人们也使用 PS（Photoshop，图像处理软件）工具让自己的外表变得更有吸引力，或者用百货公司的背景音乐让自己进入消费状态。需要注意的是，任何散播任意气味的人都在操纵我们最重要的生命之源：空气。

几乎没人研究过，厕所喷雾剂、蓖麻手工皂或百货公司香气等香氛混合物被吸入人体后会有什么影响。在任何情况下，它们都可以通过支气管和肺部进入血液循环，从而扩散到全身。一些芳香物质，如麝香化合物，很难被分解并且会在体内累积。其他如茉莉花中含有的香芹醇，会对中枢神经系统产生影响，至少在小鼠身上显示结果如此，动物在接触到这种香味后，表现得像人类服用了过量的镇静剂一样。

1%～3% 的人对香水、面霜或洗涤剂中的芳香物质过敏。这些物质可能会引发接触性过敏，即皮疹。过敏反应仅限于身体与过敏原直接接触过的部位，就沐浴露或洗涤剂而言，过敏范围较大。皮肤瘙痒、变红或肿胀的症状有时在数小时或数天后才出现，因此很难找到罪魁祸首。

由德国联邦环境署（UBA）委托的一项大型研究对几年来近 24 000 名患者的数据进行了评估，得出的结论是，引发这种接触性过敏的芳香物质在吸入时通常不会引起过敏症状。德国过敏症及哮喘症防治协会（DAAB）报告称，越来越多的哮喘患者和过敏症患者投诉，因商店、火车或酒店散发的香味而感到头痛，出现刺激性咳嗽以及呼吸急促。

由墨尔本大学的安妮·施泰因曼（Anne Steinemann）领导的一个团队最近在美国、澳大利亚、英国和瑞典进行了问卷调查，每个国家都有1000多名参与者。每个国家的参与者中大约1/3表示，他们经历过香水带来的“健康问题”。最常提到的是呼吸系统问题、黏膜问题和偏头痛症状。

令人讨厌的是，大多数专业香氛刚好都低于人的感知阈值，因此我们根本没有机会避免潜在的不健康物质。此外，室内喷雾剂、香薰蜡烛等并不受相对严格的化妆品法规的约束，而是由食品法监管。虽然食品法规定产品不得构成健康风险，但潜在的过敏性芳香物质不必申报。现在，制造商有义务在面霜或沐浴露的包装上注明26种被认为是过敏原的香料，前提是它们超过了规定的浓度。最常见的过敏原包括玫瑰精油和一堆香水中都会出现的香叶醇，丁香和肉桂精油中含有的丁香酚，同样还有薰衣草中备受吹捧的芳樟醇。但是，当我想到这些行业可能使用了几千种不同的芳香物质用于生产产品时，我敢肯定其中不止26种有副作用。

就算是纯天然化妆品的爱好者也没有幸免于难。恰恰相反，导致化妆品过敏的罪魁祸首往往不是合成物质，而是天然精油。毕竟，它们的真正目的是保护植物免受昆虫和细菌的侵害。迄今为止，我唯一一次伴随恼人、发痒的脓包的皮疹发作是在有机商店里涂抹了昂贵的身体乳之后出现的。有趣的是，我的皮肤似乎能够和无数的化学添加剂和平共处（这并非意味着我要推荐这些产品，只是说明每个人的反应有多不同）。

为安全起见，你可以让皮肤科医生帮你做一个皮肤斑贴试验。将带有主要接触性过敏原和芳香物质混合物的小贴片在你的背上贴 24～48 小时，来检查你的皮肤是否对它们有反应以及反应如何。之后，你将至少了解自身的一部分过敏原并可以尝试在今后避免接触。

至于体育用品商店、飞机或酒店中躲不开的香水，我们只能期待出台更严格的法规。或者指望商家将德国联邦环境署的建议铭记在心：不用香水，只需通风。

耳朵里的情绪——它给予的建议

按工作年限计算，我现在应该是主任医师了。从声音研究的角度，也许我也可以成为 CEO 或总理，至少是有权或有钱或兼而有之的人。因为按照其中的理论，像我这样声音特别低沉的人得到这些工作的机会最大。我的声音为我安排了一个扶摇直上的职业生涯——而我没有听从它。

我很爱幻想（这几乎无法进入董事会），我想有更多时间陪伴孩子（结束了，主任医师），而且我永远无法在适当的时候闭嘴（再见，总理府）。拥有了这些职业的反向品质，我那本应有利于成功的低沉嗓音，可能无论如何也发挥不了作用了。有时，我不由得恼火，这么晚才和自己的声音和解，而没有更早地意识到它可以是一个多么迷人的工具。我不仅可以用它做出美妙的音乐，也应将它塑造成我最重要的医患沟通媒介，就像它对教师、律师、教育家、记者、演员或销售人员的意义一样。

但声音也是一个叛徒。它会向任何人透露我们最私密的细节：年龄、籍贯、生活方式、感情。专业人士甚至能从中识别疾病或人格结构。声音能让我们一瞬间确定自己是否觉得某人无聊、有能力或令人喜欢。如果我们无法看到一个人，就会借助他的声音对他构成外表的印象。人们通常会把拥有尖细嗓音的人描述成矮小，把拥有醇厚低音的人形容成高大。而事实是否如此，则是另一个问题。

因此，有意识地使用自己的声音才是明智的。你需要了解它听起来如何，有什么特色，如何影响周围的人。你的确不能阻止别人解读你的声音，但你可以为此做好准备。

声音，权力的工具

这不公平，却是事实：如果你有一个低沉的声音，就会显得更有能力，更值得信赖，更有吸引力，同样，如果你对自己的人生有远大的规划，就会希望表现出这些特质。无数的实验证明了这一点，至少在男性身上是这样。加拿大心理学家大卫·费恩伯格（David Feinberg）发现，声音低沉的男性被选择的概率更大。在他的研究中，费恩伯格向受试者播放了经过处理的美国前总统的录音，还播放了普通人的非政治性录音。在这两种情况下，听众对声音低沉者的特征描述更加正面，如有能力或值得信赖。当问及受试者会投票给谁时，声音低沉者的结果明显更好（无论其现实中是否是政治家）。

许多相关实验也得出了类似的结果。值得一提的是美国语音研究者林迪·安德森（Rindy Anderson）的一项实验。她想研究出，声音低沉的男人是否也是更优秀的政治家。结果显示：他们不是。

在金钱方面，声音低沉的男人比他们的同性表现得更好。来自北卡罗来纳州杜克大学的研究人员表明，声音低沉的 CEO 赚得更多，经营的公司更大，在这个位置上坐得更久。在他们的研究中，研究人员分析了 792 名 CEO 的语音样本。他们发现，声音每降低 22.1 赫兹，年收入增加 187 000 美元，公司价值升高 4.4 亿美元。此外，声音较低沉的老板在职时间相比多了 151 天。为了避免任何误解，需在此说明，该研究只显示了这种关联性。你当然可以怀疑，男性是否真的因为声音低沉而领导能力出色。

而这对女性在公司的职业机会意味着什么，这个有趣的问题教授们甚至不愿意提出。总体来看，针对女性的声音和权力之间关系的研究少得可怜。在此不得不使用个案来说明，而这或许也是因为真正有权势的女性仍是个案。

以英国第一位女性首相撒切尔夫人为例。作为“铁娘子”，这位英国前首相剥夺了工会的权力，将国有企业私有化，并为一个完全自由的金融体系奠定了基础。虽不必给她的政绩做定论，但这位女性确实产生了很大的影响。为了在一个男性占多数的政治世界中立足，她孜孜不倦地训练自己的声音，据说成功地将声音降低了半个八度。

甚至德国前总理安格拉·默克尔（Angela Merkel）在她的职业生涯期间也训练出了更低沉的嗓音，这是语音效果研究者瓦尔特·森德尔迈尔（Walter Sendlmeier）的发现。他在柏林工业大学的教席上跟踪总理的声音已有约20年。森德尔迈尔观察到，世纪之交后不久，默克尔还经常以激动的语调讲话，而大多数听众对此并不满意，原因也在于她的声音过于高亢。人们认为她以这种方式说话时的陈述是不客观的，有时甚至是不可信的。如今，默克尔的讲话通常就像在宣读新闻一样：平静、理性，而且明显更低沉。森德尔迈尔甚至认为，这种没有音调变化的说话方式是默克尔作为总理取得成功的重要原因之一。当默克尔这样说话时，坏事听起来也没那么坏了。

默克尔那令人昏昏欲睡的演讲被认为是她担任总理的秘诀，不得不说，这揭示了德国人性格中的特质。大家有兴趣的话可以听听意大利议会辩论，即使不懂意大利语也能明白，在那里默克尔要么最多只能执政5天，要么能据此锻炼出一个完全不同的说话方式。

每个人都会有意无意地使自己的声音适应交谈对象。尤其当成年人遇到小孩子，更能清晰地体现这一点。即使是最凶狠的、最爱咆哮的人也会突然像小老鼠一样轻言细语起来。甚至连说话的节奏也让人联想到卡住的磁带：孩子正在嘬吸的弯曲的黄色东西不再是香蕉，而是香——蕉——蕉。

我曾经总是嘲笑这种现象。然而，当我自己也成为一名母亲后，在很长一段时间里，我发现自己也无法和孩子用正常音调说话。仿佛被一种神秘的力量所控制，我对着这些小家伙轻言细语，到现在也会时常如此。

好在，同样为这种行为感到尴尬的父母们现在有了相关科学依据的支持：这种所谓的儿童友好型语言对小家伙们是有好处的，并对其语言学习起着关键作用。因为婴儿和小孩更喜欢听这种咿咿呀呀的话。研究人员向小家伙们播放了不同的句子，一次用成人语言，一次用婴儿语言，孩子们转身离开前者的速度明显更快。另一项研究表明，听过很多模仿婴儿语言的孩子后来比那些听普通语言的孩子拥有更多的词汇量。

来自世界各地的婴儿语言实验室的科学家们对于究竟是非常清晰的发音还是高音调起到作用存在分歧。无论如何，他们建议父母，在和下一代交流时不要过分做作。

如果你是为数不多的人之一——看到自己的宝宝就无法自制得像螺丝松了一样说话，那也完全没问题。而其他感到尴尬的父母不时地这样做就足以让孩子茁壮成长了。

当我们遇到不同身份的人时，这种声音的自动调整要微妙得多。下次当你的老板走进办公室时，可以注意一下你的音调。很有可能你的音调会突然比平时高几个频率（至少在你尊重你的老板或甚至有一点害怕他 / 她的前提下）。你也有可能以正常甚至较低沉的语气和实习生谈话。来自斯特灵大学的研究小组的受试者就是这样表现的。他们被要求通过屏幕进行虚拟工作面试。屏幕上能看到三位老板的照片，每个人的脸上都有不同的凶恶表情。结果显示：受试者对未来的雇主的评价越是霸道，他们的音调就越高。研究人员将此解释为一种无意识的声音屈服姿态。相反，那些认为自己是主导者或应受尊重的受试者，会使用更平稳、更低沉的声音说话。简单的优越感或自卑感就足以改变我们声音的表达方式。

由于声音永远能反映我们的思维习惯，因此甚至可以用它来解读社会的发展。例如，正如德国莱比锡的研究人员在一项有近 2500 名受试者的大型研究中所发现的那样，在过去 20 年里，德国普通女性的音调已经大幅下降。如今，女性说话的频率约为 170 赫兹，在 20 年前是 220 赫兹。男性的平均值则没有变化，仍然是 110 赫兹。

思想解放是这一现象的原因。我们从 20 世纪 50 年代的电影中听到的那种寻求保护和帮助的尖细声音，或许和当今大多数女性的形象格格不入。这听起来有点过于简单，但科学家们已经排除了生物学原因，比如体型变大或激素增加。印证这一假设的还有来自不同国家的对比，在两性权利非常平等的挪威，女性的音调比意大利（大男子主义相对盛行）的女性要低。

声音和（可感知到的）权力相互的影响是如此不公平、可怕——但是你也可以让它为你所用。下次在你为演讲或重要的会谈做准备时，应该减少对语言的雕琢和打磨，而是进行心理训练，把自己置于一个感到特别有力量的情境中。顺便一提，想象对手穿着内裤这个经典的小技巧也是一样的原理——不管你的商务套装有多不合身，肯定也比只穿着豹纹丁字裤的竞争对手要得体。

圣地亚哥州立大学的科学家也通过实验证明，声音反映自我形象。他们采集了 100 多名学生的声音，其中一半的人事先被要求想象自己已经获得了令人羡慕的职场地位或掌握了重要的信息。听众再根据他们的声音来区分有能力的说话者和没有进行过这种心理建设的说话者。而给人留下强大印象的关键在于，要真正让自己沉浸在这种力量感觉中（除非你是一个体验派表演专家，否则这并不容易）。与此相反，大多数人都能识别出伪装的声音，甚至觉得它令人不快。

灵魂之声：声音知道什么

柏林工业大学的瓦尔特·森德尔迈尔和他的团队不仅花费数十年来跟踪安格拉·默克尔和其他政治家的声音，而且还创建了可用于读取声音中隐藏情绪的科学参数。

总的来说：生气的人往往说话非常快，但吐字非常清楚。在悲伤或恐惧的情况下，情况则正好相反，人们说话更慢，也更含糊不清。悲伤的人的声音微弱、和缓，是因为声带往往只是很轻地相互接触，下颌骨几乎不动，说话时牙齿也几乎不会分开。音调也会随着情绪而变化。害怕的人说话时声音不会抑扬顿挫且高亢，高兴的人说话时音调和语调的变化很大。

实际上，科学家们只是证实了一种只要细心就能感知到的直觉。现在这样类似的发现也能帮助计算机学习共情的倾听行为：人工语音助手 Siri 在未来不仅可以为我们找到天气预报或公交车时刻表，还可以在我们心情不好时为我们打气，或者在我们听起来过于疲惫时建议我们不要开车。心理学家、计算机专家和医生已经在测试特殊的智能语音软件，一旦我们的心灵感到受伤，它就会发出警报。

背后的原理很简单。我们的情绪会影响肌肉张力，控制喉咙，其中声带的那些微小肌肉也会受到影响。肌肉越小，我们就越难有意识地控制它们。因此在没有意识主动干预的情况下，当紧张、悲伤或愤怒时，我们说话的声音、语调、音调或节奏都会发生变化。

训练有素的耳朵能够识别声音中的这种情绪。但是计算机会更仔细地寻找声音的变化，且不会被表象所干扰。当我们微笑时，听者可能会忽视我们声音中的灰心，但软件不会。部分这种程序可以分析上千个参数，并检测出人耳无法察觉，却可能指向声音对象有精神问题的变化。

例如，有注意力障碍的儿童会说很多话，乍听起来充满怒气。然而，只要仔细分析就会发现，他们的发声方式变化不大，几乎没有抑扬顿挫，因此与正常的活泼儿童有很大区别。科学家还希望借助语音分析，能更准确地诊断抑郁症。因为患者患病后整个身体往往会与灵魂一起受苦，病痛也会表现在声音上。抑郁的人说话声音很单调，总是围绕着同一个音调摇摆。

帕金森在未来或许也可以通过声音进行诊断。到目前为止，这种神经疾病无法通过血液分析或在其他实验室测试中检测出来。因此麻省理工学院和牛津大学的研究人员成立了“帕金森患者声音倡议（Parkinson's Voice Initiative）”。他们通过智能手机应用程序收集数以千计的语音样本，以编写一个精准的算法。科学家们的目标雄心勃勃：开发一款能在第一个症状出现之前就检测出该疾病的软件。

这些方法还远未成熟，但它们给人以希望。另一方面，我也感到一丝不安，如果声音分析不是由有保密责任的医生和心理学家使用，而是被企业家用于打探我们的内心世界呢？那些超现代化的企业会使用这种软件来测试某人是否适合特定的职位。优势似乎很明显：与简历相比，声音是很难操控的，人事可以将部分工作外包给机器。当你毫无戒心地聊起爱好或上一个假期时，计算机在检查你的音调、词汇、句子结构、重音或音量。你是否穿越了阿尔卑斯山或学会了风筝冲浪，对该程序来说并不重要。它正忙于将语音数据与先前输入的数千项分析进行比较，而开发人员已经为这些分析分配了详细的心理评估报告。然后，算法根据匹配情况计算出求职者是否适合该职位。

这样的程序真的能帮企业找到最适合的员工吗？我不知道。但我也不知道永远大同小异的面试问题和已经烂熟于心的对应答案是否更加有用。或许我的第一个上司在问我会什么乐器而不是优缺点的时候，想的就是这个问题。

爱的呐喊：声音与吸引力

母鹿不太在意身份象征。与普遍观点相反，它们几乎不会被雄鹿华丽、巨大的鹿角所打动。母鹿们在决定是否交配时主要依靠它们的听觉。公鹿求偶的叫声越响亮，母鹿就越相信这个声音洪亮的家伙能帮自己孕育出有竞争力的后代。

我们人类的做法几乎没有任何不同。我们无意识地从外表或气息，甚至还从声音去推断潜在的伴侣是否适合生育（然而，并不一定与现实情况一致）。到最后我们再次证实了从洞穴时代就有的刻板印象：男性往往被高亢的女声所吸引，而女性认为低沉的男声非常迷人。

一项研究中的女性受试者在听到低沉的男性声音时，甚至能更好地记住事情。亲爱的男性读者们，如果你想让你的妻子在下次出门时务必记得把垃圾带走，请用低音！也许你的伴侣甚至会觉得这种要求很性感。

根据美国心理学家戈登·盖洛普（Gordon Gallup）的研究，女性的声音在排卵期是最有吸引力的。虽然目前仍不清楚这种情况下“有吸引力”意味着什么，但短效避孕药再次破坏了这种效果。女性在排卵期时说话声音更高（大概是为了显得更有吸引力）的论断仍存在争议。不过可以肯定的是，声音在女性的生理周期循环过程中的确会发生变化。

如果你想了解你的声音面对有吸引力的人时会如何反应，就应该像美国心理学家苏珊·休斯（Susan Hughes）一样，给自己准备几台答录机。这些设备在语音研究人员的实验中常常发挥重要作用。例如，休斯在这种实验中给男性和女性参与者提供了虚构人物的照片和信息，然后他们要给这些异性打电话，在答录机上给对方留言。其结果是：当受试者们发现答录机的主人值得追求时，男女都降低了自己的音调。

然而，仅仅一年后，休斯的同事保罗·弗拉卡罗（Paul Fraccaro）在答录机实验中得出了完全相反的结果。45 名女性在答录机上向虚构的酒吧约会对象留言。这次，结果显示，女性一旦发现另一个人有吸引力，就会切换成更高的音调。实验表明，当我们喜欢一个人时，会不自觉改变我们的声音。

无论我们在调情时是窃窃私语还是哼哼唧唧，初识的浪漫和激情总是会结束，然后夫妻二人就会和关系治疗师坐在一起。语音研究介入的话，至少可以预测这种对改善关系的努力是否值得。十多年前，加利福尼亚大学的工程师什里坎特·纳拉亚纳（Shrikanth Narayanan）用特殊的软件分析了数百个夫妻治疗对话，私密内容在分析中并没有任何作用，分析的只是声音。在接下来的几年里，研究人员反复向该系统输入哪对夫妇在一起、哪对夫妇已离婚等信息。最终，该程序有 4/5 的概率成功预测婚姻是否会持续——比参与治疗的心理学家还要精准。

找到自己的声音

你现在可能正在问自己一个问题：所有这些令人印象深刻或令人不安的发现对你的日常生活意味着什么。是否每个想要有所成就的人都需要一个私人声音教练？是否每天早晨除了洗漱和梳理之外，我们还应该在浴室里额外留给声音准备的时间？相当多的书籍、研讨会和教练向大家宣称，不调整声音，就会一事无成。据说，古希腊政治家和演说家德摩斯梯尼（Demosthenes）聘请了一位悲剧演员做自己的声音顾问，后者建议他把鹅卵石放在嘴里以训练发音，并在咆哮的海浪前讲话来强化他的声音。幸运的是，今天的政治家可以使用麦克风，甚至像赫尔穆特·科尔（Helmut Kohl）这样说话超级含糊的人最终也能登上德国总理的位置。除非你打算成为一个戏剧明星或患有发音障碍，否则你既不需要聘请教练，也不需要口含石子。对大多数人来说，声音确实非常重要，但它只是我们性格体现的无数组成部分之一。不过，如果你需要教书、照顾日托儿童、经常打销售电话或因其他原因不停地说话，本书最后一部分中的“声音健身房”可能对你有所帮助。

梅拉宾交流法则

世界各地的管理培训师都喜欢用一个难以置信的数字来夸大其词：93% 的交流都是非言语的。然后他们的客户会乖乖点头，很高兴他们花钱请到了一位真正的专家，告诉他们如何把握住 93% 的沟通机会。如果要回答这个很少被提问的问题，即这个数字从何而来，专家们则会提到伊朗裔美国心理学家艾伯特·梅拉宾（Albert Mehrabian）的研究。这项研究表明，口头信息的含义中 55% 是由身体语言传达的，38% 是通过声音传达的，只有 7% 是由实际的话语传达的。

可惜，梅拉宾的实验总是被完全误解，这让这位研究者至今仍对此感到愤怒。这个被广泛引用的结论可以追溯到梅拉宾在 20 世纪 60 年代末进行的两个实验。他想弄清楚，音调或面部表情的不同会对词语传达产生怎样的情绪效果。

他发现，如果说话内容和音调相互矛盾，人们更有可能被声音所引导，例如：当人们用消极的语气说出积极的词语“爱”时；当使用“也许”这样一个中性词，并且在话语中不强调重音的情况下；还向受试者展示了不同的面部表情，并发现他们对面部表情的反应较大。然而，梅拉宾教授后来澄清，这只适用于情感和态度的交流。毫无疑问，这些结果不适用于普通的信息交流。

在此，我想给大家一个重要的发声建议：正常说话——不是为了表现得更好，而是以你认为舒服的方式说话。任何耳鼻喉科医生、声音研究者或语言治疗师都会告诉你，这是既能让他人感到舒适也能让自己声音保持健康的最佳方法。听起来没什么用？并不是。从临床实践中我发现，对于人们来说，使用他们自然的声音反而让他们感到不自然。而大多数人甚至都没有意识到这一点。

甚至我也一直在伪装自己的声音，尽管我对这些知识了解得更多。当你来到我的诊所时，你会听到我用最明亮的女高音呼喊你进治疗室，叽叽喳喳地说完了欢迎辞后，才重新换回我的正常音调。我不知道为什么这样做，也许这是一种无意识的服从姿态：我想通过我高亢的声音向你发出友善信号，表示我绝对不会把你吃掉，希望你也不会。

当我说你应该“正常”说话时，你必须要知道，每个人都有一个非常独特的音区，并与自己的身体精准匹配。这就是所谓的自然音调。如果你以这种方式说话，就能最大限度地利用你的声音并保护它。此外，这是听起来最自然的声音。听者会不自觉地认为自然音调和说话者最为匹配。

你可以通过各种小练习找到自己的自然音调，例如，音调毫无变化地数到 20。这种音调很可能与你的自然音调相一致。你也可以想象，在朋友之间的轻松谈话中，你反复发出赞同时的“嗯嗯”声通常也与你的自然音调相对应。

那些从来没有让真实声音发挥作用的人可能会因此产生问题，大多是因为发音障碍或语音障碍。简单来说，持续用错误的音区说话，对你的嗓子来说，就像一直穿太小的鞋子，或者负重 70 千克跑马拉松一样。通常情况下，这种转变的音调是患者在童年时期养成的或从父母那里模仿的根深蒂固的习惯。男人说话通常比他们自然的声音要低沉，女人则要更高——大概是为了符合普遍的刻板角色印象。

然而，现在一种在美国特别普遍的发声模式则扭转了这种关系：近年来，美国的年轻女性比任何男性声音都更深沉、更嘶哑。听起来像一扇嘎吱作响的门，也像把生牛排放入热油里。人们把这种发音方式称为气泡音（Vocal Fry），我想将其翻译为油炸音或油煎音。最著名的代表人物包括布兰妮·斯皮尔斯（Britney Spears）和金·卡戴珊（Kim Kardashian），她们喜欢用这样油炸似的声音结束自己的句子。

当声带不像正常说话时那样因呼吸气流有规律地振动，而是只有一些单独的气泡混乱地从声门裂冒出时，就会产生这种声音。如果你无法想象这种声音，可以在网上大致浏览一下。

自从社会学家和心理学家发现这一现象，就一直在争论这是否是一种新的女权主义表现形式，还是恰恰相反。他们发现，这在就业市场上并不受欢迎——语音研究者林迪·安德森的研究分析称，使用气泡音的女性表现能力较差，受教育程度较低，面试机会也不佳。

整个辩论中几乎没提及的是：许多男性也会“煎炸”他们的声音，不仅包括布兰妮和金的明星同行们，还有模范知识分子诺姆·乔姆斯基（Noam Chomsky）。只不过没有人为此责备他。

从一个非常实际的问题来看：这种发声会不会损害声带？专家们对此意见并不完全一致。但他们一致认为，剂量造就毒药。一些人认为这很酷，可以不时地让自己的声音发出嗞嗞声。甚至一些语言和歌唱练习就是这样的，比如烟嗓低音或低吟唱法。人类的声带偶尔也想展示它的能力。

但如果你把这种伪沙哑的声音变成一种发声习惯，就会变得很危险。长此以往，声带上就会长结节或小肿瘤，最终变成真正的永久嘶哑。如果气泡音是你的常态，那么你可能需要一个声音教练来帮助你摆脱这种不良习惯。毕竟，时不时用你那煎炸似的声音来刺激同伴的神经也会让人崩溃无比。

免费的快乐激素：唱歌

我目前正在学习尤克里里。这对我的家人来说可能是一种折磨，但我一直对演奏各种乐器充满了热情。小时候是钢琴、长笛和单簧管，在学校时我学习萨克斯，还成为学校乐队的一员。此后不久，我还在一个福音合唱团里唱歌。从加入的第一天起，合唱团就成了我的最爱。从此，我发现有一种乐器十分方便，可以从早到晚随身携带，那就是我的声音。

不幸的是，某一天起，我的父母认为我有太多的自由活动，并毫不留情地削减了我排满了的音乐日程。此外，他们还认为我应该掌握一种“真正的”乐器，因此我不得不放弃合唱团。我的声音对他们来说不是一种“真正的”乐器。合唱团禁令是长期以来我与自己嗓音糟糕关系的罪魁祸首，这样说或许有点牵强。但是，也许继续参加合唱团，我就能更早地意识到，尽管我的声音不是我所希望的那样，但它仍然是独特而伟大的。

我花了半生的时间希望拥有一个高音，但事实上，在我还是个小女孩的时候就已经唱得比“三大男高音”要低了。直到许多年后，我的歌唱老师才让我意识到，作为一个女性，我的低音是一种相当非凡的天赋。当我们第一次见面时，我请求她教我唱高音，她只说了句：“你是傻吗？”在课程结束后她将我介绍给一个爵士乐队，因为他们需要一个声音非常低沉的女歌手，一个像我这样的人。

我在这些歌唱课上对自己的认识可能比从任何心理治疗师那里学到的还多（例如，明智的做法是看你能做什么，而不是看你不能做什么）。如今，我有时觉得自己像丑小鸭终于变成了白天鹅——尽管我的声音还是照旧低沉。改变的只是我对它的看法。

要想和自己的声音建立友谊，而且能有意识地使用它并保持健康，唱歌是最简单、最便宜、最有趣的方法。因此，如果你想尝试让你的声音以及情绪做一些调整，不妨试试唱歌。你不一定需要请一位老师教你。我希望每个人都能大胆开口唱，毕竟你能够在没有跑步教练的情况下慢跑，可能也敢在没有游泳教练的情况下去游泳。因此无论你是在车上、浴室里、足球场还是卡拉 OK 酒吧里唱歌，这都无关紧要，最重要的是去做。

科学研究表明，集体唱歌的效果特别好。合唱团排练有助于对抗抑郁、驱散紧张、增强免疫系统。排练过程中，身体会释放激素，如催产素和 β–内啡肽，从而让人感到放松和快乐。同时，它遏制了压力激素皮质醇——皮质醇是一些耳鼻喉科疾病背后的元凶。针对那些没有机会在真正的合唱团中唱歌的人，英国科学家目前正在研究一种特殊的虚拟现实合唱团场景。

即使是患有严重肺部疾病的人，比如慢性阻塞性肺病或囊性纤维化等，唱歌也会为其带来很多好处。在英国，研究人员研发了一项具有针对性的通过唱歌改善肺部健康的计划——“为肺部健康而唱”，旨在帮助患有各种肺部疾病的人在身心上更好地对抗疾病。

这个方案实际上十分简单：凡是会说话的人就能唱歌。几乎没有什么人是完全不会唱歌的。那些唱歌跑调的人只是某天被别人告知，他们不会唱。如果你是其中的一员，请记住：你是否会唱歌完全不会影响你从唱歌中获益。单纯的小朋友就是你的榜样，或者记住这句话：“我只是不会唱歌，并不意味着我不能唱歌。”

唱歌是为了让自己成为一个更好的人——斯坦福大学的实验证明了这种效果。科学家在实验中让学生们三人一组在大学校园里走动，有些人步调一致，有些人则不协调。之后，受试者接受了一个测试，以研究他们的社会行为。结果很明显：那些步调一致的人觉得他们更有归属感，也更信任小组里的其他成员。

在另一个实验中，受试者被要求一起唱加拿大国歌，尽管这些学生是美籍（他们可能想证明，即使在复杂的背景下，唱歌也是有效的）。一个小组只听歌，一个小组一起唱，还有两个小组一起唱的时候要同步或不同步地摆动一个塑料杯。随后的测试显示：在所有唱过歌的小组中（无论是否摆动塑料杯），团结意识都增强了，而且小组中的每个人都能更好地与他人合作。

睡着后的硬核朋克：打鼾

当我的一位患者以“我其实是因为我的女朋友才来的”这句话作为开场白时，我通常已经想象到了接下来会发生的对话。他将向我倾诉一个对他来说非常私密的情况，也是一个令人尴尬的问题。他一直以为只有酒鬼、超重的卡车司机或有浓密鼻毛的退休人士才会打鼾，至少不应该发生在一个30多岁的爱运动的、拥有体面职业的人身上。他说：“我真的无法想象，但是……我的女朋友说我打鼾。”然后他满怀期待地看着我，希望得到一个满意的答案：“打鼾？你？不，肯定不可能！”但通常他的女朋友是对的。

打鼾是人类的重大课题之一。它直接或间接地影响了至少全世界一半的人。我们花了很多的时间去打鼾或听鼾声，它令医生、作家和历史学家为之着迷。后者在大约公元前 460 年锁定了历史上第一个打鼾者：狄俄尼索斯（Dionysos），古希腊的酒神。据说他的妻子们为了叫醒他，在他打鼾的时候用巨型茴香的茎反复戳他。

来自德国德累斯顿和耶拿的研究人员最近发现了一本 1688 年的书，作者是德国医生格奥尔格·格劳（Georg Grau），他在书中详细阐述了打鼾，将其描述为“一种烦人的、难受的且不舒服的夜曲”。马克·吐温也非常形象地描述了这一现象。在《汤姆·索亚历险记》中，他形容鼾声听起来像是“水从浴缸水槽中潺潺流下”，类似于“窒息的牛在抽鼻子”。

夜风吹拂疲软的风帆：什么是打鼾

打鼾是身体完全放松时相当独特的伴奏：一切都卸下了，一切又都变得沉重。舌头和咽喉的肌肉软绵绵地垂着，尤其是在口腔的后部。在那里，几乎没有骨头或软骨，所以也不会靠骨头带动肌肉活动。如果呼吸的气流再碰上这堆疲惫、瘫软的组织，就会开始振动，从而产生声音。

我们已经从声带中知道了这一原理，只不过当我们打鼾时，振动的不是声带那两片小巧精致的肌肉，而是相比之下更为巨大的喉咙部分。软腭（悬雍垂所在的位置）在呼吸中欢快地颤动，发出小船风帆一样的嗒嗒声。一个普通的打鼾者可以发出高达 85 分贝的音量，介于吸尘器和除草机之间。目前的世界纪录由英国的珍妮·查普曼（Jenny Chapman）保持，她的鼾声超过了 111 分贝，相当于一架小型战斗机。

从医学角度来看，只有当松弛的咽喉肌肉挤压到呼吸道，导致呼吸暂停时，打鼾才会成为一个问题。早前，这被称为匹克威克综合征，因为查尔斯·狄更斯的小说《匹克威克外传》中一个嗜睡的胖马车夫也不停打鼾。今天，我们将称其为阻塞性睡眠呼吸暂停综合征。此外，还有所谓的中枢性睡眠呼吸暂停综合征，它的起因是大脑，但相对罕见，而且不一定与气道阻塞有关。

阻塞性睡眠呼吸暂停综合征是一种公认的、从长远来看相当隐匿的疾病，我稍后将介绍这个问题。研究人员逐渐认识到，即使是正常的打鼾也会造成相当大的问题——而且是心理上的问题。

目前，对这种非病理性的打鼾仍然没有一个合适的定义。我们谈论时会说单纯的打鼾、原发性打鼾、习惯性打鼾、非呼吸暂停性打鼾、良性打鼾或无害性打鼾。所有这些术语都在同时流传，学界并未就它们的准确含义达成一致意见。

其中我最满意的是“骚扰性打鼾”，它最近才出现在专业文献中，意思是令人讨厌的打鼾。我认为这个命名对主要问题的描述最贴切，因为承受痛苦的往往是其他人。此外，这也很符合相关专业协会提出的定义——根据他们的说法，当打鼾者或与其同床共枕的人表示其在睡眠中出现呼吸相关的“声音现象”

时，才能称之为打鼾。同时，打鼾者本人不会因此而产生睡眠障碍，且除了鼾声之外没有其他呼吸道疾病。简言之：打鼾者没有疾病，他们只是很烦人。

对于世界上究竟有多少人打鼾这一问题也没有标准的答案，因为人们没有弄清，打鼾者究竟是指骚扰他人的人，还是有呼吸障碍的人，或两者都有。根据目前的研究，2%～86% 的人都会打鼾，这意味着，没人知道准确值。

可能真相就在两者之间。在德国，睡眠医生认为大约每两个中年男性中就会有一个打鼾。可以肯定的是，男性比女性打鼾更频繁。而且无论男女，老年人比年轻人更容易打鼾，因为他们的咽喉肌肉不再像以前那样健康、强健。打鼾的另一个“担保人”就是超重。

骚扰性打鼾很难对付。因为这种特殊夜曲的扰人程度不仅取决于音量，还取决于频率。不幸的是，无害的鼾声往往是低频，这让他人格外难受。患有危及生命的呼吸暂停综合征的人经常以 300～800 赫兹的频率发出电锯一般的吱啦声，而非呼吸暂停性打鼾的人则喜欢以令人讨厌的 70～200 赫兹的频率发出“将死之人的喘息声”。这些穿透灵魂的低音，即使用再有效的耳塞也不能将其完全阻隔。

甚至墙壁和门也奈何不了这种声音。几年前，德国波恩的一对年轻夫妇起诉了他们的房东，因为在看房时，房东没有提到这套看起来安静又美丽的旧公寓不仅有鸟叫声，还附赠了一个鼾声如雷的邻居。这对夫妇几个月后在没有提前告知房东的情况下提出解约并要求赔偿。然而波恩地方法院的法官裁定，他们必须接受邻居的“生活噪音”。租住旧公寓时就应该预料到可能会听到其他公寓传来的“低频声音，包括鼾声”。

美国人和英国人在这种问题上更愿意自己掌控局面。例如，最近佛罗里达州的一名47岁女性试图枪杀她的男朋友，就发生在他们因为男方的鼾声争吵后。在英国，一位患者因为邻床打鼾而愤怒地用杯子砸向她的头，致其死亡。

这些例子说明了什么？打鼾时，关键问题不在于打鼾的行为本身，而是它会影响睡眠。这关乎生活的乐趣、健康、活力。如果人没有足够的睡眠，首先会生病，之后就会彻底疯掉。

睡眠关乎生存。剥夺睡眠被认为是一种酷刑并非没有道理。我们睡觉的时候，身体和心灵会进行适当地自我清理，即巩固记忆，加工经历，冲洗大脑。在这个过程中，神经细胞扩大并清除沉积的、可能引发痴呆症的小的蛋白质。此外，在睡眠期间，我们的身体还会修复细胞，增强免疫系统，释放生长激素，恢复心血管系统。因此，睡眠太少甚至会有生命危险。这一点在人类身上尚未得到证实，但在老鼠身上有所体现。

德国一家私人广播公司甚至做了一种（相当病态的）娱乐节目，它的标题口号让我想起了在校属乡间轮休所的日子：“谁睡觉，谁就输了。”但与到了一定年纪变成夜猫子的学生不同，节目中的嘉宾真的保持了60多个小时的清醒状态。我不由得怀疑，他们都经历过鼾声的摧残而磨炼出了钢铁般的意志。

我们需要多少睡眠?

你必须自己去寻找答案。大多数德国人的睡眠时间在 6 ~ 9 个小时，这并不一定意味着你也必须如此。有些人在睡 4 个小时后就能清醒，而有些人却需要 3 倍的时间。两者都没有问题，这是由基因决定的。睡觉时突然清醒，也是完全正常的现象。

无论如何，连续且幸福的睡眠是一项相当新的现象。在工业化之前，欧洲人的睡眠分为两个较短的阶段，即二段式睡眠。他们在凌晨 1 ~ 3 点起床，外出祷告或酿制啤酒。然后回家再进入第二阶段睡眠。

“12 点前必须上床”这一规则也不一定适用所有人。你也可以在凌晨 2 点上床睡觉，并且仍然可以获得足够的休息。为了促进细胞再生作用，最好有规律地在同一时间段上床睡觉——无论是在 12 点前还是在 12 点后。

我唯一反对的是倒班工作和像莱奥纳多 · 达 · 芬奇一样睡觉。据说这位意大利人每隔几个小时小睡 15 分钟，而且晚上完全不睡觉。

我绝对不会参加不睡觉大赛，但我相信，如果参赛，我很难被打败。毕竟，我不仅因为孩子和倒班工作而拥有一个完全紊乱的睡眠节律，而且我还与一个极其扰人的打鼾者结婚了。我的丈夫身材精壮，喜爱运动，他的肺活量较大，并且有一个堪称解剖学模板的咽喉。他只是单纯地打鼾。鉴于他在晚上发出的噪音，“只是”这个词并不合适。抛开我的谋杀幻想不谈，我总是在想，在这种噪音中睡觉，对他自己来说难道不会也有一定的伤害吗？

直到现在，大多数科学家都认为打鼾者不会被自己的鼾声所干扰。据推测，大脑不会将鼾声归类为有趣或危险的声音，因此选择将其屏蔽（请回忆前文的鸡尾酒会效应），但听觉系统仍然会继续处理声音。一些研究表明，大脑并非完全不受夜间噪音的影响。

例如，一个由美国和日本的睡眠研究人员组成的团队发现，鼾声绝对会对打鼾者自己的睡眠质量产生影响（取决于鼾声的音量大小）。研究人员分析了500多份患者档案，发现前一晚打鼾的声音越大，第二天打鼾者就越累。在雷根斯堡大学睡眠实验室的一项研究中，研究人员会在不同的睡眠阶段给受试者播放他们自己的和陌生人的鼾声。大多数时候，睡着的人多会被陌生的鼾声惊动。然而，在做梦阶段，他们也会对自己的鼾声做出反应。这个结果对在同一张床上受苦的另一半而言也算一种病态的安慰：这个讨厌鬼的鼾声对自身也有些副作用。

无论如何，骚扰性打鼾的人也无法轻松入睡。那些夜以继日地折磨伴侣的人，自己通常也极其不快乐。此外，越来越多的证据表明，最初无害的夜间鼾声，随着时间的推移会导致危险的呼吸暂停。睡眠研究人员怀疑，咽喉的持续振动会损害那里细小的神经细胞。一旦它们麻木了，大脑对咽喉肌肉的控制就会变弱，呼吸道也就无法再保持良好的开放状态。然后就会变成真正的问题。

有时我很难相信，大自然会设计出打鼾这样的东西。因为打鼾并不能创造任何生存或进化优势。恰恰相反，在穴居时代，睡觉时发出巨大的轰鸣声就表明你正躺在某个毫无防备的地方，也不是什么聪明的做法。进化理应早已淘汰掉所有打鼾的人。

研究人员怀疑这是一个平衡问题，这再次与人类独特的喉部构造有关。因为与其他哺乳动物相比，人类的喉咙非常深，而且因为我们上腭后面的部分很软，所以可以发出几个不同的元音——可以说话，但不幸的是，也会打鼾。归根结底，人类还保留打鼾行为，说明同床者能够相互理解的好处必定大于因打鼾所带来的坏处。

当打鼾变得危险时：睡眠呼吸暂停综合征

在我们还没有足够的能力来应对背痛、糖尿病和高血压时，打鼾也变成了一种常见病，即睡眠呼吸暂停综合征。据估计，多达 1/3 的人口遭受夜间呼吸暂停的痛苦。和无害性打鼾类似，男性的患病率比女性的更高。但是男女都有增加的趋势，大概因为人们都在变胖。

肋骨上的赘肉过多，不仅大大增加了打鼾的可能性，也增加了呼吸暂停的可能性——每天晚上赘肉都像一头小象一样坐在胸腔上。喉咙里的脂肪组织过多也会大力挤压呼吸道。即使是体型较瘦的人也会患上阻塞性睡眠呼吸暂停综合征，原因可能是他们天生过厚的上腭组织或舌头组织，要么就是扁桃体太大，要么就是咽喉肌肉没有教科书上那样紧。

患者（或他们的伴侣）经常问我，如果睡觉时呼吸道塌陷，人是否会窒息而死。这几乎是不可能的。当血液中的含氧量过低时，身体会及时发出警报，以避免窒息。随后我们会清醒几秒钟，进行深呼吸，往往自己都没有注意到这种反应。然而，在极个别情况下，呼吸暂停可能会持续几分钟的时间，虽不会让人丧命，但会让人失去健康的睡眠状态。

幸运的是，并非每个在夜间呼吸困难的人都是阻塞性睡眠呼吸暂停综合征重度患者。要确定一个人的情况有多严重，可以通过睡眠呼吸暂停低通气指数判断，即衡量每小时呼吸暂停加低通气的次数。不超过 5 次都是正常的，不超过 15 次便是轻度呼吸暂停，超过 30 次则是重度。

患有严重睡眠呼吸暂停综合征的人可能会彻夜难眠。当人们因窒息的威胁被叫醒了约 300 次，同时体内也无法得到足够的氧气时，身体就很难执行那些本该在睡眠期间完成的重要工作。

因此，患有阻塞性睡眠呼吸暂停综合征的打鼾者几乎都有高血压，患上心肌梗死、中风或其他心血管疾病的风险比普通人高出 3～5 倍。睡眠呼吸暂停综合征和糖尿病之间有密切的联系，据推测，它还有可能导致阿尔茨海默病。发生痛风的可能性也会增加，同样增加的还有交通事故的发生率。阻塞性睡眠呼吸暂停综合征患者发生事故的概率比普通人高 7 倍，未经治疗的患者在德国不被允许开车。如果打鼾本身还不够惹人烦，更令男性忧心的可能是勃起功能障碍的风险。

睡眠呼吸暂停综合征患者的精神受折磨的程度几乎等同于

因睡眠不足和呼吸急促而筋疲力尽的痛苦程度。频繁醒来意味着深睡眠阶段和浅睡眠阶段过短，大脑几乎没有机会充分处理一天中的各种经历和情绪。研究结果显示，每两个病理性打鼾者中就有一人存在抑郁症状：他们总是处于压力状态下、无精打采、焦虑，很快就会感到沮丧或难以集中注意力。

原因之一可能是睡眠呼吸暂停扰乱了大脑的化学反应。加利福尼亚大学的科学家发现，阻塞性睡眠呼吸暂停综合征患者大脑中 GABA 神经递质太少——GABA 代表 γ-氨基丁酸，它能抑制神经细胞的兴奋，因此具有放松作用。同时，这些患者的谷氨酸水平过高，过多的谷氨酸会导致神经细胞的持续性压力。这种造成压力过多、放松过少的神经递质组合对于人的心理状态来说是非常不利的，这就是为什么许多睡眠呼吸暂停综合征患者经常觉得迟钝和悲伤。

睡眠呼吸暂停综合征的狡诈之处在于，大多数患者甚至不知道自己患有这种疾病。他们觉得自己身体和精神上都饱受折磨，却不知道为什么。只有 5% 的打鼾者意识到他们需要治疗。谁会想到打鼾能成为悲观主义和无精打采的背后黑手呢?

即使是那些对自身问题早有察觉的人，往往也是在遭受了长期的痛苦之后出于羞愧才来耳鼻喉科寻求帮助。通常是因为他们白天极度疲惫，甚至在工作中睡着了，或者是因为他们的伴侣每天晚上都在担心他们的生命安全。一般从候诊室过来的都是两个人，最近我的一位患者是名为 K 先生的胖乎乎的 60 岁男性，身边陪伴他一起的是他满脸担忧的妻子：

K先生："好吧，我其实是因为我的妻子才来的。"

K夫人："不是因为我。医生，你知道吗？他晚上会窒息！情况越来越糟了！"

我："真的吗？你自己没有注意到什么情况吗？"

K先生："为什么会注意到？我晚上在睡觉！"

K女士说，她的丈夫一直打鼾，但最近情况发生了变化。有时他会发出可怕的巨大鼾声，然后就停止了呼吸。这时，她会惊慌失措地大力摇晃他（她以前只是踢他），接着他又会重新呼吸。K先生说，他是一名公交车司机。他在工作时并没有特别累。他正服用三种降压药和一种降低胆固醇的药，还有一种药是什么，他也不是很清楚。

K夫人："唉，是抗凝药！一切都得靠我来提醒，他最近什么都忘！"

我："你有没有在开车的时候睡着过？"

K先生："没有，原本是没有的。"

我："原本？"

K先生："在临近换班时我会犯困，大家都会很累，这很正常。"

K夫人："说实话，医生，他现在一回到家，立刻就能睡着。立刻！我甚至都没时间跟他聊天。坐在扶手椅上都能睡着。"

因为像 K 先生这样的患者往往自己并不知道夜间呼吸暂停会有多累，所以我不仅会查看他们的喉咙（K 先生的软腭布满了厚厚的褶皱，舌头的后段部分几乎挡住了他的喉咙——这是睡眠呼吸暂停出现的最主要因素），还会和他们一起填写一份小问卷。

ESS 测试有助于大致评估患者的日间嗜睡情况有多严重。ESS 是爱泼沃斯嗜睡量表（Epworth Sleepiness Scale）的缩写，该问卷是在 20 世纪 90 年代初由澳大利亚墨尔本爱泼沃斯医院的一位医生设计的。大家也可以在家利用该测试对自己的情况做一个初步的判断。

问题通常是："你认为在以下情况下，你打瞌睡或睡着的可能性有多大，不单单是觉得疲倦？"然后根据你的实际情况给出每个场景相应的分数：

- 在这种情况下我绝对不会打瞌睡：0 分。
- 我打瞌睡的概率很小：1 分。
- 我打瞌睡的概率中等：2 分。
- 我打瞌睡的概率很大：3 分。

这是对应的场景：

1. 坐着阅读书刊时。
2. 看电视时。
3. 在公共场合（如剧院或演讲）被动（当观众）坐着时。

4. 作为乘客在车上坐 1 小时，没有休息时间。

5. 午休躺下休息时。

6. 坐着与人交谈时。

7. 午餐后安静地坐着时（没有饮酒）。

8. 作为司机驾驶汽车，由于交通拥堵不得不停几分钟时。

现在把所有 8 个场景的分数加起来。分数在 0～6 往往是不用担心的。如果超过 10 分（K 先生是 12 分），无论如何白天都会有相当明显的嗜睡表现，应该与医生讨论一下该问题。睡眠呼吸暂停可能是问题原因。

缝在衣服后的炮弹：哪种止鼾方式有用

你可能认为没有什么理由去莱纳河畔的阿尔费尔德旅游。让我来提供两个无论如何都该去的理由：现代工业建筑的爱好者应该看看那里的法古斯工厂。这座原来的鞋楦厂是包豪斯的创始人瓦尔特·格罗皮乌斯（Walter Gropius）的建筑处女作，现在被列入联合国教科文组织的世界文化遗产名录。在不远处，还有另一个全球独一无二的历史文化展馆：打鼾博物馆。

它展示了几个世纪以来所有你能想象的用于阻止打鼾的酷刑般的工具：口套和口罩（有小气孔）、用于绑住下颌骨的坚韧皮带、眼镜、假牙、鼻夹、鼻贴，甚至还有炮弹。据说在美国独立战争中，炮弹被缝在打鼾者的制服背面，这样他们就不会仰面睡觉，不会因为磨牙声而出卖部队位置。另一个止鼾器是

“耳烛”，打鼾者在侧卧时把它放在耳朵里，燃烧时释放的精油可以阻止鼾声。这可能是一个相当有效的方法——耳朵里燃烧着蜡烛的话，谁还能睡得着？

该展馆无疑证明，需求是创新之母，而且在止鼾这方面，需求肯定一直都很大。今天，各公司凭借各种防止打鼾的技巧和技术赚取数十亿美元。然而，其中真正有效的少之又少。

CPAP 设备是目前最引人注目的（至少视觉上如此），也被证明是对抗打鼾和夜间睡眠呼吸暂停的有效措施之一。CPAP 是持续正压气道（Continuous Positive Airway Pressure）的英文缩写，这就已经说明了它的工作方式。打鼾者的嘴和鼻子上有一个硅胶面罩，类似一个冷吹风机，整夜向呼吸道吹气。这就相当于在高速公路上以 100 公里 / 小时的速度行驶时，人张着嘴把头伸出窗外。在这种气压下，喉咙中几乎不可能有任何部位塌陷。

然而，你无法在任何一个医疗器械商店买到这些设备。它们仅适用于睡眠呼吸暂停综合征重度患者，而且必须斥重金在睡眠实验室中安装。但那里很难约号，因为大多数医院目前正在拆除这种检查设施（毕竟由未经治疗的睡眠呼吸暂停综合征而导致的心脏手术对医院来说更划算）。

但是，如果能够得到这样一个面罩，至少从现在开始，你每晚都会以最佳状态入睡。当我还在睡眠实验室工作的时候，每次看到我的患者在经过一晚上安稳睡眠后发生的变化，都会深感触动。一些人看起来像吸了毒，带着好心情蹦蹦跳跳地进入会议室，甚至不知道去哪里释放他们的精力。可惜，这种崭新的生活状态并不是免费的。医疗保险通常要为这种设备支付高昂的代价。

对于小部分打鼾者来说，舌根起搏器也能有所帮助，这是一种相对较新的技术，使用肋骨上安置的电极来测量呼吸频率。如果频率过低，另一端电极会电击舌神经，这时舌头会向前探，呼吸道便再次畅通无阻。然而，这种舌根起搏器必须在医院接受全身麻醉的情况下植入，而且只适用于非常特殊的睡眠呼吸暂停综合征。

一种将下颌向前推移，从而收紧喉咙组织的牙科固定夹板有时也能帮助止鼾。与 CPAP 面罩或舌根起搏器相比，夹板是一个创新的解决方案，但并不适用于所有人。因此，你在互联网上购买这个还不错的东西之前，应该向你的医生确认自己是否属于这类人群。如果不是，你可以为此省下 50 欧元。质量较好的夹板的价格是廉价夹板的 10 倍，而且应该由专业人士进行装调。

各种手术也可以用于终结打鼾。常见的手术包括扁桃体部分切除或全切术、软腭成形术、改良悬雍垂腭咽成形术、鼻中隔矫正及其他一些手术。然而，很少——甚至没有针对用手术成功解决打鼾问题的长期研究。即使是几十年来一直宣传和实施这些手术的医生现在也对此持怀疑态度。

总的来说，干预措施越少（包括呼吸面罩或夹板），效果越好。因此，我的第一条建议永远都是减重。我并不认为每个人都必须看起来像健身模特才能过上健康快乐的生活。但在打鼾这件事上，每减掉 1 千克都很重要。

如果你只是睡眠呼吸暂停综合征轻度患者，往往通过减轻 5～10 千克就可以完全控制病情。大多数疗法对体形健康的人有更好的效果。同时，减重对许多与打鼾相关的疾病也有好处，比如心脏病。

当然，说起来容易，做起来难。用价格虚高的蛋白质奶昔代替 3 周的膳食是远远不够的，即使它在电视广告中看起来效果奇佳。如果想永久减重，则必须改变饮食习惯，对许多人来说，这比手术或呼吸机更难熬。但你仍然应该尽力尝试，因为睡眠不足和超重会形成一个恶性循环：如果你睡得不好，就会胖得更快；如果你太胖，你的睡眠质量就更差。

如果想成功，还要远离酒精。这既有助于减重，也有助于防止打鼾。酒精使人睡觉时喉咙里的肌肉更加松弛，鼾声也会格外响亮。耳鼻喉科医生认为，每一瓶啤酒意味着 1 小时的打鼾。作为一个小让步，你也可以选择在睡觉前 3～4 小时喝掉最后一杯啤酒或葡萄酒。

你也可以根据自己的心情和钱包，尝试所有其他新型技术设备，只是别对它们抱有太大的期望，比如打鼾背包（防止仰睡）、鼻贴或鼻夹、迪吉里杜管（Didgeridoo，澳大利亚土著部落的传统乐器，可以用来锻炼咽喉肌肉）、下颌绑带或振动枕头。如果其中任何一项的效果持续有效，请告诉我。不过我认为，这些东西可能最终都会在阿尔费尔德打鼾博物馆里出现。

推、撞、踢，还是最好分房睡

我在此由衷地向大家提出建议：如果你真的被伴侣的鼾声所困扰，那么干脆换个地方睡觉。我是认真的。饱受打鼾困扰却不愿意分房睡觉的原因其实只有两个：

1. 家里没有空房间。
2. 你觉得这样做就意味着关系的结束。

我只接受因为第 1 点而放弃这条建议的想法。并非每个人都有豪华的书房、客房或可用来改装成第二间卧室的其他房间。但是，或许即使是在客厅舒适的折叠沙发上度过长夜，也比在床上体验长达几个小时的推、撞、踢以及彻夜清醒地躺着更舒服。更可能导致婚姻结束的是后者，而不是放弃在巴掌大的地方相拥而眠。

我无法解释为什么在大多数文化中，一张共同的床垫是正常夫妻关系的基石。但是众所周知，做爱并不一定需要双人床（毕竟这很少发生在睡觉时）。你也不需要用共眠来证明有多爱对方，忍受打鼾并不是爱的证明。

尽管如此，“分房”这个话题对大多数人来说甚至比打鼾本身更令人不快。特别是女性，很少有人敢提出来，尽管她们通常会受到双重折磨：从纯粹的数据角度来看，她们枕边出现打鼾者的概率更高，而且女性的睡眠往往更浅。正如维也纳大学的研究小组在一项花费了巨大精力的研究中所发现的那样，女性独自会睡得更好，男性的情况则正好相反。

研究人员猜测这种情况发生的原因——这时进化论总是被搬出来以提供一个合理的解释：女性睡眠更浅，以便在必要的情况下能立即醒来履行母亲的职责。不幸的是，这种警报系统无法区分哭泣的婴儿和打鼾的配偶。因此，妻子不自觉地认为要对丈夫的幸福负责，那么她们整个晚上无法睡觉就毫不奇怪了。研究人员用进化史上流行了很长一段时间的大通铺来解释男人在妻子身边睡得更好这一事实。集体大通铺能提供温暖和保护，而妻子至少能提供一个大通铺的简化版本。

但该研究无法解释，为什么女性仍然愿意每晚和丈夫同床共枕，并为此牺牲自己的良好睡眠。无论如何，我都想鼓励所有女性至少尝试一次。如果你的伴侣爱你，他一定会希望你睡个好觉。当然你也不必马上把这件事告诉其他亲友。

我和我的丈夫几年前就已经分房睡觉了，即便如此（或正因如此）我们的婚姻关系仍然相当不错。在这个国家，我们是少数派，但采取这种方案的人数也越来越多。根据“德国健康睡眠倡议”发起的一项典型问卷调查，只有 13% 的受折磨的人将分房睡觉作为解决打鼾问题的方法。相比之下，几乎每两个人中就会有一个在夜间因打鼾烦恼，而这却被认为不会威胁到亲密关系。

自从我们分开睡后，许多其他问题也都自行解决了：我的丈夫早上 5 点半不用闹钟也能精力充沛地起床，晚上 10 点就会睡觉。而我被吵醒太早的话整个早上都有起床气，往往在午夜时分达到最佳状态。我的丈夫喜欢开着窗户睡觉，而我一想到这个就打寒战。他喜欢浅色的窗帘和黎明的曙光，我需要的却是漆黑一片。

如今，我们两个人都感到舒适，因为我们都再次掌控了自己的睡眠。我不再因凌晨 2 点关上窗户，放下百叶窗，咚地一下上床而惹恼我的丈夫。没有他睡在身边我也终于能在周末躺在我黑暗而温暖的床上，想躺多久躺多久，他偶尔还会贴心地将咖啡送到我的床边。现在就算我们有时躺在一张床上，也都会非常放松——深情地聆听彼此的呼噜声。

社交软件和歪曲的鼻中隔：完美的鼻整形手术

我的青春期里没有社交软件照片墙的存在。没有一起床就发自拍的明星（照片里的他们看起来很惊艳），也没有“大腿缝挑战”，即争夺最瘦大腿称号。但这些并没有阻碍当时的我觉得自己格外的丑——尤其是我的鼻子。

那时的我认为，这是一个生下来就必须存在却毫无用处的东西，不仅丑陋还长在一个非常中心的位置。我经常用几面镜子，眼含泪水地观察这个丑陋的东西数小时。更糟糕的是，对此一无所知的母亲不断给我看一个祖先的照片，还用梦幻般的声音说：“看，你的漂亮鼻子就是从这来的！”她是认真的，而且语气中充满了慈爱，而我已处于崩溃的边缘。

如今，我能和我的鼻子和平共处了。一方面是因为青春期的激素分泌过剩不会永远持续下去。另一方面是因为后来我在工作中总是坐在对自己鼻子高度不满的人对面，并向他们分析整容手术的利弊。我的眼睛受过严格的医学训练，因此我经常认为眼前的这个鼻子完美无瑕，与整张脸保持着高度的和谐。

要为变美而手术吗

多年来，我每天都在与鼻子打交道，在这一过程中我认为，鼻子只有一个，出于真正的美观原因才值得进行手术。荒谬的是，在这些谈话中，我的患者们一直在问："我可以有一个像你一样的鼻子吗？"大多数时候，我都建议不要做手术。我试图向这些不喜欢自己鼻子的人解释，他们其实有一个美丽的鼻子——不过和我的母亲对我所做的努力一样都徒劳无功。

为什么我们对自己的鼻子和外表的评判比其他人对我们的评价要苛刻得多？答案似乎显而易见：媒体宣扬的理想外貌以及脸书（Facebook）等社交软件上持续轰炸人们屏幕的自拍是背后的推手。举一个例子，根据德国美容整形外科协会（DGÄPC）最近的一项问卷调查显示，1/4 的患者希望通过整形手术在视觉上接近名人。同样有趣的是，近 60% 的接受访问的外科医生表示，不少患者将经过图像处理优化的自拍照作为手术整形的模板。

但仅仅将责任推给媒体未免过于简单，它们可能只是将我们的理想外貌限制在了一个非常狭窄的标准中。人们会认为背离这种标准是很可怕的事。但是通常情况下，困扰我们的只有自身的缺陷。为什么会这样呢？美国行为科学家格列布 · 齐波斯基（Gleb Tsipursky）在一篇博文中做出了如下总结：我们的外貌会对自己的生活产生巨大影响，而他人的外貌几乎不会影响我们的日常生活。

大多数人认为，那些有吸引力的人能得到更好的工作、更理想的伴侣或更高的薪水。正是因为我们毕生都在内化这一点，所以当我们审视自己时，会特别强烈地关注自己的缺陷，并担心它们有可能给我们带来损失。心理学家将其称为损失厌恶，这意味着大多数人为避免损失而付出的努力比为争取同样数量的收益而付出的努力要多得多。

简单来说，这一心理就是希望通过整形手术来避免由“丑陋”的鼻子带来的潜在不利因素，而不是将我们的教育水平进一步提升或更多地展示我们美丽的秀发。此外，我们越是关注自己的鼻子或其他臆想的缺陷，它对我们来说就越重要。最终这使整个问题看起来更麻烦了。

美国人称其为注意力偏差（attentional bias），而我目前还没有发现能以如此精妙的语言描述这种现象的德语词汇。面对这种现象我们会马上想到认知扭曲或认知障碍，尽管一定程度的注意力偏差完全是正常现象。

每个人最了解的都是自己，因此会从最严厉的视角批判自己。如果你要求别人列出你身上所有的缺点，即使是怀有再多恶意的陌生人也会无从下手。然而，你却能用一生的时间来审视自己的不足之处，难怪能发现这么多问题。也难怪对自己鼻子上的小“驼峰”如此关注，因为你可能已经对它投入了过多的时间和注意力。

谈到分开的伴侣时，人们常说，忘记一段关系的时间和它持续的时间一样长。这同样适用于你与自己的鼻子（或其他不喜欢的身体部位）之间的关系。如果你 30 年来都觉得那个器官很丑陋，那也不会在一夜之间就爱上它。但是，当你意识到这是由损失厌恶的心理作用而导致你对自己鼻子的看法和其他人对你的鼻子的看法不一致时，就会有很多方法来帮助你重新爱上它。

例如，更好地分配自己的注意力：下次照镜子时，如果你花了 3 分钟的时间去研究鼻孔那糟糕的形状，那么也要花 3 分钟的时间去观察你喜欢的身体部位。这样才公平，并且也能帮助你从旁人的视角去找回自身天然的平衡。

此外，我自己还使用了下面这个技巧，其实这根本不是什么技巧，只是一种让我认清事实的方法：当我对自己的外貌非常不满的时候（比如脸上的皱纹让我抓狂到已经开始考虑打肉毒杆菌），我会去我最喜欢的咖啡馆，坐下观察来往的人们。他们都是真实的人，而不是模特。有皱纹的家庭主妇，有皱纹的职业女性，有鹰钩鼻的男人，有大屁股的女孩，有大痘痘的男孩。几乎人人身上都有不完美的东西，以至于再看到自己的缺陷时似乎又不算什么了。

这听起来很卑鄙，因此不久后我就转变了思考方式，尝试在这些人身上发现至少同样数量的美——也包括在我自己身上。美首先是一个视角问题。我建议大家采用包容的眼光去审视。

可惜这样的技巧对那些只关注自己的缺陷、无法再发现自己美丽的人不起作用。这种情况被称为躯体变形障碍或身体畸形恐惧症，即对丑陋的恐慌。鼻子特别适合作为这种疾病的投射意向，因为它经常暴露在别人的目光下。

然而，即使是对专业医生来说，确诊躯体变形障碍也是相当棘手的事情。哪些属于普通的不满意，哪些已经是病理范围？通常情况下，患者不认为自己生病了，这让事情变得更加困难。他们相信，缺陷才是造成他们种种行为的原因，而不是他们自己。比如：如果他们的鼻子（或身体其他部位）不是那么难看，他们就不必一直站在镜子前烦恼了。

《精神疾病诊断与统计手册》（*Diagnostic and Statistical Manual of Mental Disorders*）是精神疾病分类的通用指南，书中将躯体变形障碍定义为“过度关注一处或多处自认为的外表缺陷，但实际这些缺陷并不会被外人所观察和注意到”。这会造成临床意义上的痛苦，或对患者的社会交往或职业方面造成损失。躯体变形障碍的其他症状还包括：患者不断重复特定的行为，如不断在镜子中检查自己，或将自己的外表与他人比较。在这些情况下，可以提供帮助的是心理学家或心理治疗师，而绝不是整容手术。

对于那些仅仅是不满意的患者，我不再试图说服他们放弃鼻整形手术。许多人对自己能从这样的手术中得到什么，不能得到什么，都有一个非常清楚和现实的想法。对于其他的人，我还会尝试解释。通常来说，改变的需求越小，对手术结果感到失望的概率越大。如果你有一排异常明显的龅牙，那当这种外凸被消除后，你通常会感到很高兴。但对于一个本来就没有什么瑕疵的鼻子，即使是再有天赋的外科医生也很难在它身上再改变什么。

因此，大家应该仔细权衡，一种相对较小的变化是否值得花费金钱、付出精力以及承担风险。和私人美容诊所的广告所宣传的信息不一样，事实是，鼻整形手术确实是最复杂的面部整形手术，而且在之后很可能还需要进行二次手术。

鼻子、皱纹、腹部脂肪——最受欢迎的整形项目

鼻整形手术目前在 DGÄPC 提供的最常见的手术统计中排名第 8。排名第一的是注射除皱，远超其他手术，其次是隆胸和吸脂。根据性别划分，在所有接受手术的女性中，有 4% 的人要对鼻子进行手术，近 20% 的人选择注射除皱，超过 10% 的人希望增加胸围。而在男性中，鼻整形手术在流行程度上位居第 4。吸脂术稳居第 1，超过 10% 的人进行了该手术。

我甚至见过鼻子像芭芭·史翠珊（Barbra Streisand）一样的患者，在手术后突然怀念起自己以前很有个性的鼻子，并因此从一种跟鼻子相关的不快乐跌到另一种不快乐中。鼻子不是肚子上的脂肪、额头上的皱纹，也不是松弛的眼皮。比起身体的

任何其他部分，它更能使我们具备非常独特的个性。

过去，我常常考虑让我的鼻子变得更漂亮一些。毕竟我有一群精通这门手艺的同事，可以说是近水楼台。我反复考虑之后总是放弃。虽然我认为自己的鼻子很糟糕，但我也不想要一个标准的鼻子。因为大多数人都认为，我的鼻子就是一个“漂亮”的鼻子，一个看起来并不奇怪的鼻子。

根据 DGÄPC 的标准，一个和谐的鼻子能“将脸分成左右一致的两半，前额至切牙线与前额至鼻背线间的夹角大约呈 35 度角。女性鼻梁和上嘴唇之间的最佳角度为 105 度左右，男性为 95 度左右。根据脸部的大小和形状，鼻子长度的理想值处于 4.8～5.8 厘米”。你可以自己对照测量一下，但也可以问问自己，是否真的想用 105 度角来定义你的自我价值。

深呼吸：鼻中隔手术

即使鼻子在视觉上符合常规的理想标准，也并不意味着它的内部看起来不错。外行人对鼻子的内部构造通常没有什么兴趣，但它往往比驼峰鼻、马鞍鼻、鼻梁歪斜或蒜头鼻给人造成更多的痛苦。因为人们无法再进行生命中最自然的事情：吸气。

人类天生被设定成通过鼻子呼吸。每天有 10 000～15 000 升的空气被吸入鼻子，在鼻腔得到进一步清洁、润湿和加热。该过程由骨头、软骨和黏膜组成的相当复杂的系统进行。一旦这个系统受到干扰，包括心理在内的整体健康都会受到影响。

那些患有鼻腔阻塞的人工作效率较低，经常感到筋疲力尽，而且更容易受到感染。常见病症有中耳炎或支气管炎，以及经常流鼻涕或鼻腔过于干燥。持续用嘴呼吸也会损害牙齿和咽喉的黏膜。过敏症患者格外痛苦，因为花粉或其他过敏原没有得到充分的过滤。问题清单很长，但总的来说，这些患者的生活质量会大幅下降。许多人还要依赖鼻腔喷雾剂，然而随着时间的推移，它的作用会越来越小。

一般人无法理解，长期不能用鼻子呼吸是什么感觉。虽然患有此病的人数多到难以置信，但这个问题还是常被忽视，因为这种内部的鼻腔错乱问题从外部完全不可见。许多心理学家都在研究躯体畸形恐惧症带来的影响，但几乎没有人研究鼻腔阻塞。

吸气，听起来容易，但要做到这一点，必须要保证鼻腔内部结构正确。你可以由正面从下往上观察你的鼻孔。它们之间薄薄的软骨隔断就是鼻腔隔板，被称为鼻中隔。几乎没有一个鼻中隔看起来像用铅垂线绘制的一样笔直，这也无关紧要，只要两侧鼻孔通过的空气量大致相同就不会带来呼吸问题。如果鼻中隔向一个方向偏斜严重，甚至上面长了较大的骨刺，那么吸气就不能正常进行了。

在鼻子的更深处，人的手指已经无法触及的地方，还有三个在鼻腔内侧壁上形似香肠的薄质骨板，即鼻甲。如果它们形状异常或者左右差异过大，也会导致呼吸困难。

鼻子理论上的作用是为了保障左边和右边流通同样多的空气。如果一侧因鼻中隔偏曲或鼻甲过大而导致空气流通性降低，

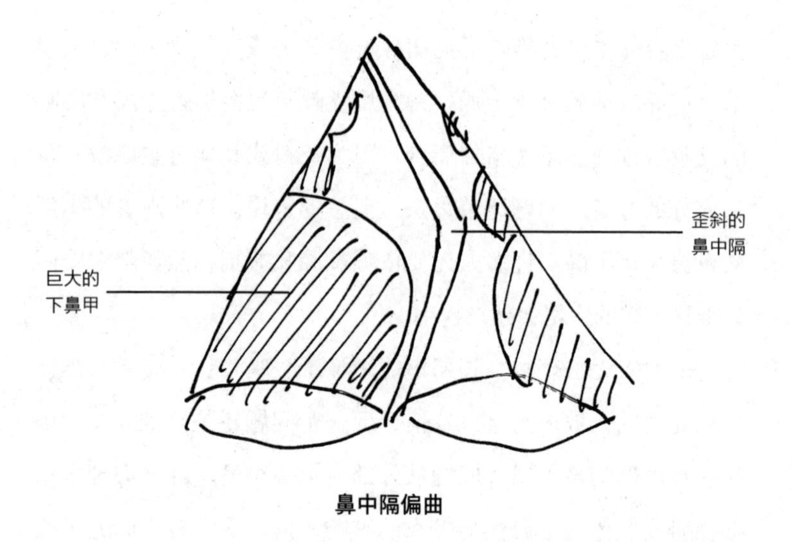

鼻中隔偏曲

鼻子就可能尝试对此进行补偿，长期来看，另一侧的鼻甲也会变得更大。然后呼吸就会变得十分艰难。最终的解决办法可能只剩手术。

决定接受或拒绝手术并不容易，而且医生对此也不是总能提供帮助。我之所以能这么说，是因为自己也经历过这种情况。但原因不在医生，而是因为我们的鼻子是一个极其个性化的妙物，只有你自己最了解。在鼻外科中，几乎没有任何客观的标准可用于建议患者是否进行手术。这听起来很不可思议，也许我自己的故事会帮你理解这种现象。

在我即将结束学业时，我发现自己的鼻子出现了问题。以往，我在家里总是备有鼻腔喷雾剂。随着时间的推移，不仅在家里，在车上、大衣口袋和皱巴巴的医院制服裤里都有鼻腔喷雾剂的踪迹。当我晚上去酒吧的路上意识到自己没有带鼻腔喷雾剂时，甚至感到恐慌。

多年来，我一直觉得我堵塞的鼻子也堵塞了我的脑袋——一个没有鼻腔喷雾剂的晚上对我来说直接就结束了：我无法倾听，不能思考，也笑不出来。我仿佛是一个瘾君子，当然是能被社会所接受的那种。我会从网上药店一次性订购 10 瓶喷雾剂，没有充足的存货让我变得很紧张。

直到快 10 年后我才意识到，我的同事或许可以帮我看一下我的鼻子（医生有时也会当局者迷）。我首先问了我最好的朋友，他也在我们科室工作，不久后又问了另一位同事。最好的朋友说："你呼吸时不会感到窒息吗？你的鼻中隔是偏曲的，还长了好多骨刺！"那位非常可爱的同事却说："你怎么了？一切都很好啊。"

于是我让科室里所有的同事都来检查我的鼻子。结果是：1/3 的人认为我必须在当天下午进行紧急手术，另外 1/3 的人耸了耸肩表示并无大碍，剩下的人则强烈建议我不要对自己的鼻腔内部结构做任何改变。

许多患者都有同样的感觉：每个医生的说法都不一样。不一定像我一样非得问够 15 位医生，3 位就足以引起思路混乱，导致了结果的不确定性。尽管所有的医生都遵循同样的准则，使用相似的检查技术，但为什么会这样呢？

首先，他们会用前鼻镜探入查看。前鼻镜是一个镊子，两端形似勺子，用于扩张鼻腔入口，以观察鼻中隔的前部。对于鼻腔的后部的探查，则需要一个内镜，它是一根细长的金属棒，看过它的人都不会觉得它适合放在鼻子里。但鼻子是一个长得惊人的器官，仅从外面是无法窥见其全貌的。

利用这些仪器，耳鼻喉科医生能检查鼻腔内部看起来是和教科书一样标准，还是弯曲、倾斜、过小或过大。此外，还可以使用各种设备和方法来测量空气通过每个鼻孔的程度、速度和数量，即鼻腔测压法。

但是医生无法告知我们的是，人会因鼻腔内部运作情况承受多少痛苦。根据专业文献，16%～88% 的人有鼻中隔异常，出现呼吸问题的人并没有这么多。因此，我的同事有的建议手术，有的建议等待，剩下的原则上建议不做任何举动。

有一次，一位年轻人因为喉咙痛来到我的诊所。当我对他的鼻子例行检查时，我兴奋坏了，因为我从来没见过如此倾斜的鼻中隔（当医生看到不正常的结构时总是陷入狂喜）。我完全不明白这个人是怎么呼吸的。当我问他究竟能否呼吸到足够的空气时，他笑着回答："当然，为什么你会这样问？"也有一些患者告诉我，他们多年来只能用嘴呼吸，但他们的鼻腔内部看起来一点都不奇怪，甚至也没有手术的必要。

耳鼻咽喉学至今为止的一大谜团就是，为什么有些人为鼻腔内部结构所困扰，而有些人却没有。原因之一是每个人对"能够通过鼻子很好地呼吸"有不同的定义。另一个原因是，即使是今天出色的诊断技术仍无法详细掌握鼻子的所有功能。

因此，关于这个话题最重要的是相信自己的判断——令人惊讶的是，许多人不愿意这样做。在医院里，我经常遇到手术日程表上的患者，在术前谈话中才告诉我，他们其实不太相信手术，但耳鼻喉科医生建议其做手术。随后我就把这些人从日程表上划除并告诉他们，等他们自己觉得有必要进行手术的时候再来。这个手术必须是你自己想做，而不是你的医生。

我在问过 15 位同事后选择继续滥用鼻腔喷雾剂。过了几年，又决定用激光缩小鼻甲。这在诊所里就能迅速地完成，而且一定程度上可以永久解决问题。激光对我而言也有所帮助，但效果只能维持几个月的时间。

直到科室里一位能力非常强的主治医师递交辞呈时，我突然意识到：如果我早晚都要做手术，那就由她来做。在我的请求下，她先是观察我右边的鼻子，然后是左边，接着又是右边，最后说："……好吧，我们可以尝试一下。怎么说呢，我们试一下吧。"我了解这种语气，她并不确定手术效果。但我肯定。

我突然改变主意主要是由于害怕错失这次机会，3 天后我躺在了我们医院的术后恢复室里，不久后就给自己写了出院小结。在家里，我把一种强效的、据说有上瘾成分的止痛药点滴挂在灯架上，等待着嗑药的感觉。可惜是徒劳的，我的鼻子疼得无法忍受（如果你做了鼻中隔手术，不要指望第一晚能睡觉）。

但几天后，不可思议的事情发生了：我呼吸到了空气。在随后的几个月里，我变得越来越快乐。起初我的鼻子还有点敏感，门牙后的上腭持续麻木了约一年（我并没有感觉很难受），鼻黏膜在这一年里也更干燥了些（我也没有感觉很难受）。在那之后，我感觉身心彻底舒畅了。对我而言，完全就是开始了一个头脑时刻清醒，没有鼻腔喷雾剂恐慌的崭新人生。

现在，我对于鼻中隔成形术是世界上最常做的耳鼻喉科手术这一事实不再感到惊讶。它可以为许多人带来奇迹。不过，我们无法100%预测你是否能恰好成为其中之一。就算是在专业文献中，关于这种手术的益处也存在激烈的争论。

当询问患者对于治疗的主观满意度（这才是最重要的）时，绝大部分研究显示，满意度为70%。然而，随着术后时间的推移，满意度会显著下降。对于手术效果，老年人明显比年轻人更加满意，男女之间则没有差异。因此，你术后感到好转的概率其实完全不低。但你也不应该因为买了商业保险，或者大多数医院乐于按计划进行这种标准手术，而被劝说接受这种治疗方式。

有时，只需去看一次医生就足以让人重新顺畅地呼吸。就像那个和父母一起来我所在的医院的小男孩：他告诉我，自己无法正常地通过鼻子呼吸，而且一直流鼻涕，但症状仅限左侧。他既没有感冒也没有过敏，父母已经束手无策。他们表示，症状开始得十分突然，大约是在1年前。

那时我仍在实习，尽可能地将我所有的专业器械从外向内探入小男孩的鼻子里。在左鼻孔中我无法再向内探，于是我不知所措地将器械交给我的同事，他最终从这个小小的鼻子里取出了一个白色的球状物体：一块橡皮。谜题破解了，这个小男孩自己把它塞进了左鼻孔里，正好大约1年前。

第7章

当耳鼻喉前台罢工时——都是心理问题吗

我们的身体如何运转：心身医学

当你听到“变态心理”一词时，你会想到什么？下面是部分患者在一项不具代表性的小型问卷中表达的看法：

“疲劳门诊。”

“无论如何都不能让我的老板知道。”

“心理疗法。”

“没有抗压能力的。”

“我没有编故事！”

几乎所有的人都把这个词与一些不愉快的、可耻的、压抑的东西联系在一起，或者是那些无论何时都最好不要成为问题的东西。当部分患者真实的病因突然成了一个心理问题时，他们就会特别愤怒。他们担心我给他们贴上了“精神病”的标签，或者恼怒于我没有认真对待他们的问题。这绝非我的本意。尽管如此，我在诊所里还是会避免使用带“心”的词。而且我已经养成了习惯，不再问：“我能为你做什么？”而是问：“你好吗？”

对于“你好吗？”我需要得到一个真正的答案

对许多人而言，这个问题只是一个寒暄用语。如果你对于这句顺嘴一提的“你好吗？”认真地讲述自己最近的情况，美国人可能会马上跑掉。而对我来说，“你好吗？”某种程度上可以说是心身医学的基础。

目前，这个术语的意义有点模糊，还受到了不公正的诋毁。粗略地总结一下各种定义的话，它描述的无非是关于在疾病中生理、心理和社会如何相互影响的科学。有些人也会将其称之为“生物–心理–社会医学”。但无论你怎么称呼它，在诊疗时，心身医学总是意味着医生不仅要检查身体的特定部位，还要询问患者的感受，并同时考虑其生活环境。

因此，心身医学不是针对智能手机和现代压力影响下的大城市居民的新兴领域，而是针对所有医学分支。它的创始人，德国医生卡尔・库诺・图勒・冯・魏克斯库尔（Karl Kuno Thure von Uexküll)，自 20 世纪 50 年代以来，终其一生在为“停止只治疗患病的躯体而不考虑心灵，或者只关注受折磨的心灵而不考虑躯体”而奋斗。这位医生给这个愿景起了一个独特的名字“整合医学”，即将人视为一个整体。

我不知道，对于需要用“整合医学”这样浮夸的术语来表示那些不言而喻的现象，究竟是应该感到正常还是可悲。毕竟我们的大脑在没有躯体的情况下是无法运转的，反之亦然。尽管如此，这却是一个患者和医生都倾向避开的话题。前者希望我能利用某种工具、药丸或酊剂使眩晕、咽喉异物感或持续性鼻塞最终消失。而许多耳鼻喉科医生内心深处都是工匠，他们兢兢业业为患者做手术、注射或开处方。他们当然也希望，不仅要把患者当作“2 号诊疗室的突发性耳聋患者”来治疗，还要当作真实的人去相处，考虑到他 / 她的方方面面，或许还有婚姻问题，但这些仍需要更多的时间和努力去实现。

我理解这一点。虽然心身医学和类似的医学看起来风头正盛，但医学生们 6 年来仍然被教导，使用外来词汇夸夸其谈，以及专注独立的身体部位。这在面对骨折的腕关节时可能相当有效，对背痛来说则会感到棘手和复杂。当患者倾诉，他们经常感觉好像要从楼梯上摔下来，或者听到其他人注意不到的噪音时，医生有时就像他们一样无助。

作为准医生，要想进一步了解身体和心灵之间的关系，必须参加昂贵的额外培训。除了工作外，还要在一年中花上数个周末的时间参加专家研讨会。之后能像我一样，在诊所招牌上写上“心身基础护理”，虽然这并没有带来任何值得一提的经济利益。但对于我作为一名医生的自我认知而言，这便是最好的投资。

在上述培训中，我们还会做一个相当有启发性的角色扮演游戏：我们必须让自己的“患者”讲述3分钟而不打断他。此前我从来不相信，3分钟是如此漫长。在我的临床实践中，我发现几乎没有一个患者真的需要那么长的时间来讲述所有问题。

我知道倾听几乎没有酬劳，但这3分钟是黄金时间。那些总是处于讲师模式或工匠模式的医生，不仅将事情想得太容易，而且也错过了一个能长期帮助患者的大好机会。因为医生必须首先了解患者的实际情况。这一呼吁尤其要面向我的男同事们。研究表明，女医生实际上平均要等3分钟才会打断患者，而男医生甚至连1分钟都等不了。

因此我抛出了这样一个问题：“你好吗？”如果你来到我的诊所，我期待得到一个详尽的答案。

永远常在：压力与适应

你有没有问过自己，生命中最重要的任务是什么？你可能已经想到了答案，比如：给下一代创造一个好的生活，保持健康或赚取足够的金钱。又或许你最想要的是在照片墙上有100万个粉丝，或者登上珠穆朗玛峰。这些都很重要，但我们生活中唯一真正重要的任务是：适应。

听起来很无趣？至少当我一想到一个相对平凡的周一早晨就需要做出巨大的适应性调整时，就会感到头晕目眩。闹钟响得似乎太早了，但实际上已经晚了，导致我得急匆匆地赶去诊所。所幸我的儿子已经起床了，发挥他的时间优势用榛果巧克力酱装点厨房的墙纸。他的姐姐宣布（示威性地躺在床上），从今天起不再去学校了，反正她在那里也算不出正确的数学题答案。最后，我的丈夫从浴室出来，问我是否还记得他的父母今晚要来吃饭，我说记得，当然实际情况是——我完全抛在脑后了。

如果对你来说这样的场景很熟悉，我只能向你表示祝贺：这就是生活。不该发生的事情总是发生，而且我们必须找到解决办法，即适应。这是我们在这场兵荒马乱中生存下去的唯一机会。因此，适应不是放弃或认命，而是将生活掌握在自己手中。

要想做到这一点，我们首先需要一些基本的东西：压力。如果我那天早上没有压力，就不会以惊人的速度把巧克力酱从墙上刮下来，也不会放弃我的咖啡，或去向女儿解释她上学不是为了数学，而是为了她的朋友。我也不会在上班前偷偷地在肉铺购买柯尼斯堡煮丸子，然后在晚上的家庭聚会上把它当作自己煮的端上桌。

压力总是坏的或有害的这一认知，并不完全正确。没有压力，生活就不会向前进。当我们中立地看待压力时，它不过是生物答对环境要求的一种应激。

例如，如果青少年觉得家务活中被要求做到的每个举手之劳都是“一种负担”，他们的感觉没错。毕竟，他们的身体必须提供足够的能量，让他们先从沙发上爬起来。此外，对一个15岁的孩子来说，被妈妈命令去清理洗碗机，是一件很“难为情”的事情，因此他可能会产生负面压力，即所谓的劣性应激，尽管这项工作5分钟内就能完成。当他和自己最好的朋友一起过夜时，对母亲而言似乎压力大得多，对孩子来说却不是，因此在家长的干涉下，它是积极的压力，即所谓的良性应激。

针对压力的专业文献中，目前有两种极其不同的概念。在20世纪30年代，医生汉斯·塞里（Hans Selye）创造了机体应激的概念，其中心思想是躯体为了应对需求而产生生理反应。根据塞里的说法，在压力下，总会有一套同样的生理反应程序在我们体内运行，这套程序曾经对我们的生存至关重要，能为战斗或逃跑提供足够的能量。因此，压力是一种固定不变的东西，一种机制。

心理学家理查德·拉扎勒斯（Richard Lazarus）在20世纪70年代发展出了所谓的交流模式。拉扎勒斯认为压力主要取决于我们到底认为什么是压力，以及是否觉得自己能够克服它。压力本身并不存在，而是与我们对特定事件的认知和评价密切相关。因此，它也是个高度个体化的东西，一个令人捉摸不定的存在。

乍一看，这两种观点似乎相互矛盾。不过，在临床中它们能很好地互补：我们的大脑面对不同种类的压力时，都会有相同的生物化学机制去应对，但能否适应以及如何适应，还会因个人性格和生活状况而产生很大差异。这就是为什么有些人每周工作 70 个小时，最后坐在我的诊所里时被诊断出了耳鸣或慢性鼻窦炎，而其他有同样工作负荷的人最多只需偶尔来做一次专业的耳朵清洁。

心理是身体的一部分：从神经生物学到表观遗传学

让我们来想象一个非常经典的（但如今从未发生过的）压力场景：凶猛的剑齿虎出现在我们面前。大约 12 000 年前这种野兽就已经灭绝了，因此不会困扰我们，但你也可以想象持刀杀人犯或其他一些令人害怕的现象。可能对当今的大多数人来说，压力还包括截止期限、金钱烦恼或家庭纠纷。不过，剑齿虎和持刀杀人犯能很好地说明压力的原始含义。

要想知道大脑是如何和其他身体部位之间联系的，四个卓有成效的研究领域能帮助理解：神经生物学、精神神经内分泌学、心理神经免疫学和表观遗传学。你可能对这些术语有点望而生畏。不过，我还是想在这里简要介绍一下这些科学领域，因为它们证明了心身医学不是一种伪医学，而是基于相当标准的生物化学过程，只不过目前对这些过程的研究仍然相对较少。在后面的章节中我将会向大家介绍一些相关疾病，而反复阐明心身一体这一点则是找到合理对待这些疾病的方法的基础。

神经生物学让我们知道，杏仁核在我们的压力情景剧或剑齿虎情景剧中扮演了主要角色。这一领域主要研究在神经系统中的哪些地方发生了什么事情，并阐释哪些机制导致了特定的感觉、想法或行为。它所涉及的主要功能在上述大脑章节中已经进行了简短的介绍。

在处理压力这件事上，大脑内部的流程具体为：杏仁核在我们有意识地将危险分类之前，就已经明确我们处于谨慎考量的状态，需要产生恐惧的情绪，或者至少要引起特别注意。杏仁核的神经元活跃起来，我们就变得更加警觉和专注。神经元激活到一定水平，杏仁核会触发压力反应，让我们做好战斗或逃跑的准备——心率和呼吸加速，肌肉紧张加剧，消化系统停止工作，性欲也会消退。同时，杏仁核命令海马体牢记整个情况，以便我们日后能对危险保持警惕。此外，杏仁核与大脑皮层的联系也很密切，大脑的额叶通过逻辑思考能力，尝试控制我们的情绪。额叶或前额皮层在压力评估方面起着重要作用。例如，它能让我们思索："那只是一只体型非常小的剑齿虎，我可以对付它。"

精神神经内分泌学研究我们的内分泌系统如何对压力（和其他情绪）做出反应。它基于这样一个事实，即我们的感受和行为是由多种化学信使控制的，如神经递质和激素。

情绪化学：神经递质和激素

两者都是身体的信号物质，但它们的工作方式不同。神经递质好比快递员。当传递速度必须非常快时，它们能在最快不到 1 秒的时间内将信息从一个神经元传递给另一个神经元。激素则更像一个从容不迫的邮差，它们可能需要几分钟或几个小时才能到达目的地。它们从内分泌腺出发，通过血流流向各自的器官。某些物质，如肾上腺素，既可以作为激素也可以充当神经递质。

激素和神经递质就像邮局里的工作人员，它们在我们体内传递信息，如降低血糖、加速心跳、分解脂肪或释放其他信号物质。正如信件投递有其固定的流程一样，激素和神经递质也总是按照严格的顺序进行释放。这让人想起倒下的多米诺骨牌。在医学用语中，它被称为压力轴。两个最重要的压力轴分别是激发战斗或逃跑反应的快速路径和缓慢路径。

快速路径直接从脑干通过交感神经系统，该系统准备激活生理反应。脑干中的一个小区域（蓝斑核）会释放去甲肾上腺素，而它又会命令肾上腺髓质释放肾上腺素。该物质会加速心跳、升高血压和增加肌肉张力，并为肌肉提供足够的血糖。这种在神经递质的帮助下通过神经的快速路径被称为交感神经轴。

在缓慢路径中，大脑中的下丘脑引发了整个激素的级联反应。首先会分泌促肾上腺皮质激素释放激素——指挥垂体释放另一种激素，即促肾上腺皮质激素，然后与血液一起冲入肾上腺皮质，最后分泌皮质醇。许多人知道皮质醇是压力激素，它是导致压力反应的主要因素之一：它使得葡萄糖以快速可用的形式将额外的能量引入我们的血液中，并阻止目前与生存无关紧要的身体功能，如消化功能。这种激素反应被称为下丘脑-垂体-肾上腺轴，英文缩写为 HPA 轴。

听起来很复杂？你只需大致记住，肾上腺素给我们施加了第一个短时压力刺激，直到约 10 分钟后，皮质醇让我们保持长时警觉。如果这种激素多米诺骨牌无法正常发挥作用，例如长期产生过多或过少的皮质醇，事情就会变得麻烦了。

那些经常承受过多压力的人，也会经常生病。或许你以前或多或少都听说过或亲身经历过。免疫系统究竟是如何应对心理压力的，这便是**心理神经免疫学**的典型研究范畴，它主要研究心灵、神经系统和免疫系统如何相互影响。

对这种相互影响的首次推测早在 19 世纪末由路易斯·巴斯德（Louis Pasteur）提出。他观察到处于压力下的鸡更容易受到感染。约 100 年后，美国精神病学家罗伯特·阿德（Robert Ader）和免疫学家尼古拉斯·科昂（Nicholas Cohen）进行了一项实验，他们被视为这门学科的开山鼻祖。两只实验鼠被喂了一种甜味饮料，其中混合了环磷酰胺，一种会降低免疫系统性能的物质。在随后的测试阶段，给它们喝了味道完全相同的饮料，但不含环磷酰胺。结果发现，它们的免疫防御变得更弱（一种针对免疫系统的巴甫洛夫式调节）。这清楚地表明：心理也会干预复杂的免疫系统。

免疫系统利用一个由杀伤细胞、吞噬细胞和高度专业化的辅助细胞组成的军团来保护我们的身体。此外，它还使用特殊的蛋白质作信号物质，即细胞因子。这支队伍中，有能抵御多种入侵者的多面手，它们形成了先天或非特异性免疫屏障。也有一些特定类型的白细胞（B 细胞和 T 细胞）单位，能对极其特殊的攻击者做出反应，即特异性免疫或获得性免疫，它只在生命过程中通过与各种病原体接触而发展起来。两种系统面对压力有不同反应。

如果我们因为看到剑齿虎、老板、婆婆或岳母而感到极大的压力，那么非特异性免疫系统就会得到加强，至少在远古时代这是有意义的，如此与剑齿虎战斗造成的伤害很快就能痊愈了。相应地，特异性免疫系统会变弱，但这只是暂时的状态，不用过于担心。从进化生物学的角度出发，它甚至是有利的，因为这能为征服剑齿虎提供更多的能量。

然而，慢性压力是进化过程中没有预见到的。它使整个免疫系统失衡：血液中的免疫细胞数量下降，杀伤细胞活性降低，同时辅助 T 细胞的精细平衡状态被破坏，这可能导致身体更容易过敏。血液中的细胞因子含量也会受到影响。在长期处于压力之下的人身上通常会发现某种过量的细胞因子，即白细胞介素-6。

披着羊皮的狼：白细胞介素-6

免疫系统中的这种信号物质属于炎性细胞因子，即一种诱发炎症的物质。原则上来说，这些细胞因子非常有用，因为它们有助于攻击和抵御病原体。但与其他事情一样，过犹不及就会带来问题。特别是当人体内没有任何病原体，而只有慢性压力时。

例如，白细胞介素-6 会导致所谓的“疾病行为”（Sickness Behavior）。患者无精打采，几乎没有胃口。如果你正在与感冒或扁桃体炎做斗争，这种行为是正常的，因为躺在床上有助于恢复健康。但是，那些长期处于压力之下的人由于这些症状会更难使生活重回正轨。

心理和免疫系统联系得有多紧密？研究人员通过实验得到了答案。实验中，他们有意让受试者感染流感病毒，结果发现：参与者对自己的心理压力评级越高，他们的免疫系统对感染的反应就越剧烈，也就是说，他们的病情就越严重。科学家们还发现，在压力水平高的受试者体内，白细胞介素-6 的含量明显更高。因此，在已经有很大压力的情况下，流感就会把我们完全击倒，也就不足为奇了。

其他针对照顾患者的人（极有可能承受着慢性压力）的研究发现，流感疫苗对他们的效果较差。他们的白细胞介素-6 的水平有时是日常普通压力下的人的 2 倍。一项专门对承受护理压力的女性的研究发现，她们的伤口愈合情况明显比对照组差。

类似的情况也能在有亲密关系问题的夫妻身上观察到。纽约西奈山医院的研究人员发现，悲伤的鳏夫几乎能被所有病原体入侵。直到 4 个月后，受试者的免疫应答才再次恢复正常。

可惜生活中不仅有假期和鲜花，还有所有会令我们悲伤、愤怒或绝望的事情，简言之——施加给我们的压力。因此，我们应该尽可能多地让放松融入日常生活中，这也是为了后代考虑，因为身体对压力的应激程序早在子宫中就已经开始编写了。

持续承受压力的孕妇也会用一部分压力激素轰炸未出生的婴儿。因此，她们腹中婴儿的身体会将这种不断增加的皮质醇水平储存为标准状态，未来也更容易经常陷入压力。它背后的出发点其实是好的：如果外面的世界如此危险，以致准妈妈经常处于压力之中，那么孩子在出生之前就会做好准备，以尽快进入最佳状态。糟糕的是，如果准妈妈在其童年时期或成年后很长一段时间内都处于巨大的压力之下，那么仅仅 9 个月的深度放松是没有用的。更糟糕的是，她不仅会将压力传递给她的孩子，还会传给孙辈，甚至可能还有曾孙。

表观遗传学研究的就是这种近乎超自然的现象。它所传达的信息是：生命不会固定在一个一成不变的基因蓝图中，恰恰相反，基因表达在不断变化。基因不仅塑造了我们，我们也塑造了基因。

虽然我们实际上无法改变自己的 DNA，但我们可以利用生物化学来产生和消除某些基因，以更好、更快地适应环境（研究人员将其称为基因的“甲基化”，因为某些甲基在其中起着重要作用）。打个比方来进一步解释，DNA 是硬件，而开关，即所谓的表观遗传标记，是软件。它决定了我们的细胞应该做什么或不应该做什么。

这种影响在 1944—1945 年荷兰的饥饿严冬里体现得尤为明显。这个国家当时被纳粹占领，人们几乎没有东西可吃，超过 20 000 人死于饥饿。不出所料，这一时期怀孕的妇女生下的孩子体形很小。然而，后来的跟进研究发现，成年后的他们超重以及患有糖尿病的概率更大。

最终，科学家们找到了基因甲基化的原因。它们被编程成从少量食物中获取尽可能多的能量，这在长期的饥荒环境中成为一个巨大的优势。但因为战后有了充足的食物，所以这个程序反而害了他们。后来，研究人员甚至发现：不仅饥饿严冬中的孕妇生下的孩子更容易肥胖和患有糖尿病，孩子的孩子也是如此。表观遗传“软件”甚至可以被遗传。

这个结论也适用于压力或严重的心理负担，科学家们在老鼠身上已经得到反复证明。例如，美国研究人员通过电击老鼠并同时喷洒樱花香氛，使其对樱花的气味产生恐慌。后来证明，这些老鼠的孩子（还有部分孙辈）也对樱花气味产生压力，尽管它们从未受过相应的调节。有些老鼠甚至没有被放在父母身边长大，以排除它们是通过后天习得这种行为的可能性。在另一项实验中，瑞士脑研究员伊莎贝尔·曼苏伊（Isabelle Mansuy）通过将幼鼠与母亲分开，来引发幼鼠的一种抑郁状态。它们的后代虽然正常长大，但是也明显出现了同样的行为障碍。

严重的精神压力很可能也会影响人类基因组。最近马克斯-普朗克研究所的科学家的一项研究提出了这一点。他们与来自纽约的同事一起研究了 32 名大屠杀幸存者及其子女的基因。他们还将其与没有生活在欧洲的犹太家庭进行了比较。实验中，他们发现直接受到纳粹迫害或曾被关进集中营的家庭中，一种名为 FKBP5 的基因发生了代际变化，该基因控制处理压力的方式。也就是说，父母将他们的精神创伤遗传给了孩子。

所幸，越来越多的证据表明这种变化过程也能积极运行：我们可以通过健康、放松的生活方式影响基因的工作方式。比如，可以通过耐力训练改善负责工作能力的表观遗传标记。澳大利亚研究人员发现，瑜伽对炎症信号物质在表观遗传上具有积极影响。

因此，找到一种应对生活中日常挑战的好方法不仅对你有益处，也可能给你的孩子带来长久的改善。

到了圣诞节才会消停的花粉热

在这里，我必须再提一下马塞尔·普鲁斯特。尽管我还从来没有从头到尾地读过他的任何作品，但这位古怪的法国人把大脑和耳鼻喉之间的关系描绘得太形象了。普鲁斯特不仅说明了人类如何通过玛德琳香气激活边缘系统，而且他本人还是所谓的高敏感性格的典型范例。

普鲁斯特被认为神经质、反复无常，以及过于敏感。他在 9 岁时初次发作过敏性哮喘。那天他和家人刚从公园散步回来，就陷入一阵剧烈的窒息感中，这影响了他的后半生。普鲁斯特的大部分作品都是在夜间创作的，因为一天中只有在这个时候他的过敏症才不会太折磨他。到了白天他就睡觉（当然，事先还要服用一堆镇静剂）。作为一位富有医生的儿子，普鲁斯特认识法国最好的医生，但他们都无法帮助他——这可能是因为他几乎只看神经科医生。当时，过敏和哮喘被认为是一种神经衰弱，发生在有“病态、反复无常和专制性格”的人身上的一种精神障碍，在从前的专业文献中也有关于这个观点的记录，而隔离治疗被推荐作为治疗方法。

人们现在知道了，这种疗法并没有多大效果，但它表明了过敏和心理之间存在明显的联系。

没有敌人的战争：什么是过敏

战事当前，无人能逃。如果把这个古老的和平运动口号反过来，就能对过敏有一个很生动的形容：没有战争，却如临大敌。

人体内向来和平，仅有少数无害的花粉误入鼻腔。然而，免疫系统会立刻派出防御部队，就好像性命攸关一样。因为它已将和平的花粉划为恐怖的病原体，现在正全力与一个根本称不上敌人的入侵者作战。

这种对花粉的过度反应是发达国家最常见的过敏症——也是最不受重视的一种。根据罗伯特·科赫研究所的数据，德国几乎 1/3 的成年人在一生中都至少患过一种过敏性疾病，女性比男性更常见。在德国，最普遍的过敏反应便是对花粉过敏，俗称花粉热（又称过敏性鼻炎），其次是哮喘和接触性过敏（有请芳香物质出场）。约有 2 万种物质能引起我们的过敏反应。

对于对草木和花粉过敏的人来说，一年中很大一部分时间都感到折磨。当朋友和同事在徒步、烧烤或布置凉亭时，患有花粉热的人却不得不窝在家，其症状和得了持久性感冒很相似。即使是为儿童和心理健康提供了大量绿色植被的现代城市规划对于过敏患者来说也是一场心理战争。我的一个患者总是向我谈论起他窗前“恶毒的桦树”，就算只是看到它们也会感到压力，更惨的是，这又使得过敏更加严重。关于这点我稍后会详细介绍。

桦树之所以如此“恶毒”，是因为它依靠风来繁殖，通过这种方式繁殖的还有山毛榉、桤木、白蜡木、榛树、杨树等其他树种。大多数草、药植、小麦或玉米也通过风媒授粉繁殖。果树和大多数闻起来很香、花开得很漂亮的植物都依赖昆虫授粉，因此它们会让自己看起来美味可口。

蜜蜂或大黄蜂在一定程度上能可靠地将花粉带到目的地，风却不是个可靠的信使。因此，桦树和它的伙伴们必须生产大量花粉，才能保证花粉能抵达目的地，而不能粘在车顶上。一棵白桦树可以生产多达 1 亿粒花粉，为了更好地随风传播，这种花粉非常轻，而且很小，直径 10～15 微米之间。相比之下，可怕的粉尘最大只有 2.5 微米，西番莲花的花粉大小约为 50 微米。

不过，真正导致人体过敏的不是花粉，而是其中某些蛋白质。桦树的花粉中有一种被称为 Bet v 1[①]的过敏原，它是一种压力蛋白，树木用它来抵御病毒、细菌或真菌的侵害。一旦在鼻黏膜或喉黏膜着陆，蛋白质就会溶解并进入血液。如果它在那里遇到我们的免疫细胞，就会被认为是一种有敌意的病毒或细菌，从而导致免疫细胞形成抗体来抵御所谓的攻击者。

这是过敏的第一阶段，可以说是识别阶段。如果花粉再次被吸入，抗体就已经知道它们在对付谁，并立即让炎症信号物质在身体中奔涌，尤其是组胺。它使黏膜肿胀、流鼻涕、流眼泪——经典的防御策略，正如我们在介绍感冒的那部分内容所了解的那样。

触发这种组胺泛滥的抗体称为 IgE。Ig 是 Immunoglobulin（免疫球蛋白）的缩写，E 是过敏的类别；免疫球蛋白家族中还有 IgA、IgD、IgM 和 IgG。实际上，IgE 应该保护我们免受蠕虫和寄生虫的侵害。但是由于现在只有极少数欧洲人受蠕虫的侵害，因此它在这里主要因“过敏抗体”引起人们的关注。例如，如果你有遗传性 IgE 水平增高的情况，那么你的过敏风险也更大。毕竟体内无所事事的 IgE 太多了。

因为人体防御花粉的方式与防御感冒病毒的方式相同，所以要在一开始就确定患者患有的是花粉热还是持续性感冒并不容易。季节并不能成为一个特别可靠的判断标准。榛树和桤木在 1 月就开始传播花粉，而极易引起过敏的豚草能一直繁殖到

① Bet v 1 是一种具有核酸酶活性的桦树花粉过敏原 PR-10 蛋白。——编者注

11 月。花粉过敏最多也只有在圣诞节才安静一下。

如果类似感冒的症状在两周后还没有结束，并且你感觉去年的这个时候也有类似的情况，那就有必要做一个过敏原检测了。医生通常会先进行所谓的点刺测试（Prick-Test）。之所以如此命名不是因为它是由什么普瑞克（Prick）先生发明的，而是因为会将少量致敏原液滴在皮肤上，然后用针刺入皮肤——英文是 to prick。如果发生过敏，免疫系统会释放组胺，导致测试部位的毛细血管扩张，通透性增强，从而形成红色风团。

在当年的过敏学进修课程中，我们被允许在自己身上尽可能多地进行这类测试，因此我可以向你保证这种刺扎不会痛。不过，课后我的两只手臂从上到下都密密麻麻长满了红色风团，并且非常痒。从中可以得出结论，我是严重的过敏体质，既不能在室内（房间灰尘）也不能在室外（花粉）过多停留，除了不加牛奶的燕麦片最好什么都不应该吃。即使如此，我一生中还从未严重过敏过。

该测试仅显示致敏性：免疫系统会识别这些物质并对它们做出反应。但只有在现实生活中造成问题时才是真正的过敏。一个特别大的、发痒的风团也并不意味着你对这种物质特别过敏，反之亦然。

一种替代性检测方式是抽血。通过血液分析可以确定 IgE 总值以及针对某种过敏原（比如 Bet v 1.1）的特异性 IgE 数值。在 20 世纪 70 年代，实验室在此过程中使用了放射性物质，因此该测试通常也被称为放射过敏原吸附试验（Radio-Allergo-

Sorbent Test）。现在通常使用的是非放射性方法。

验血也只是提供致敏性的信息，并不是过敏的确定性证据。毕竟，IgE 总水平高也可能是遗传导致，或者意味着你身体里有蠕虫。如想确认测试结果，必须和你的医生交流来确认过敏情况，因为你可能根本没有过敏，而是患有慢性鼻窦炎，也可能免疫系统出于别的原因变得紊乱了。当谈到可能出现的过敏症时，问诊对于找到正确的治疗方法非常重要。如果你的医生无法听你讲 3 分钟，请另找一位。

我们的生活方式起到了怎样的作用

最晚从 20 世纪七八十年代开始，过敏研究者一直被一个问题困扰：为什么过敏患者的数量急剧增加？1989 年柏林墙倒塌时，科学家们获得了一个千载难逢的寻找答案的机会。这是他们首次能够研究不同生活条件对拥有相同原始基因人群的影响。

结果完全扭转了普遍存在的偏见：受花粉热折磨尤为严重的，不是总在呼吸汽车尾气的民主德国的公民，而是联邦德国的公民。而且后者的过敏率几乎是前者的 2 倍。在那之前，人们认为环境污染要对过去几十年过敏症的急剧增加负主要责任，这就是为什么人们认为民主德国公民的过敏率会更高。那么，罪魁祸首到底是什么？答案是：西式的生活方式。

很难界定这种西式的生活方式究竟是什么，也许将其称为大都市的生活方式会更易于理解。20 世纪 90 年代在德国范围内的统计数据表明，城市居民（城镇人口规模超过 50 万人）患花粉热的可能性几乎是小镇居民（城镇人口规模小于 2000 人）的 2 倍。结论是：城市规模越大，过敏症患者越多。研究还发现，花粉热对社会地位中等和社会地位较高的人的影响概率大约是社会地位较低的人的 2 倍。

据我推测，原因可能是，大都市中受过教育的高收入者更关心自己，并在此过程中能发现自己的过敏症。而验血也得出了类似的结果（尽管差异没那么明显）。仔细观察的话，原因更多在于，住在一个只有 2000 人的村庄里，接触两个所谓的过敏杀手的可能性更高：田园里的童年和众多兄弟姐妹。

英国医生大卫·斯特拉坎（David Strachan）在 20 世纪 80 年代末发现，兄弟姐妹多的家庭不仅更爱发生吵架，而且还有利于防止过敏。在一项研究中，他跟踪调查了 17 000 多名儿童，他们都出生于 1958 年 3 月。他发现，成年后患花粉症的次数越少的人，成长的家庭规模就越大。这位英国人的研究结论为至今仍受到广泛讨论的卫生假说奠定了基础。大多数人应该都听过：脏污反而有助于抵抗过敏和哮喘。

这一理论以斯特拉坎的观察和由此推导出的假设为基础：在大家庭中，人们会接触到更多不同的病菌。家里有几个孩子的人都知道这种疯狂。首先，4 号孩子把托儿所的病毒带回家，这些病毒也感染了 1～3 号孩子。一旦每个人都恢复了健康，3 号孩子就把小学学校里的疟疾带回来，而 1 号孩子则在毕业晚会上收集无数细菌。一旦这一切都结束了，双元制职业学校的流感就开始向 2 号孩子招手了。

如果把免疫系统想象成是一块肌肉，那么在有很多孩子的家庭中，它会经历相当辛苦的训练。对于独生子女家庭来说，一个发现能让他们觉得安慰：德国环境与健康研究中心的科学家证明，尽早去上幼儿园也能显著降低过敏风险。从免疫学角度来看，托儿所是一个与大家庭一样艰苦的免疫系统新兵训练营。

后来，被广泛引用的农场研究支持了这一细菌理论：在覆盖不同国家的研究中，研究人员发现乡村儿童比城市儿童更不容易过敏。起初，这只是一种纯粹的统计学上的关联。后来证明，至少在老鼠身上，细菌的某些细胞结构，即所谓的内毒素可以保护动物免受哮喘和花粉热的侵害。经常待在乡下的牛棚里似乎特别有益。然而这种过敏保护是否也适用于城市公寓里的狗、猫或兔子，则存在争议。

卫生假说的支持者推测（也是由于缺乏更好的解释），如今之所以有这么多的过敏症患者，是因为在不断洗手、进门脱鞋的小家庭中，人们的免疫系统没有受到锻炼。有些人还认为，人体内曾经专门用于对付寄生虫的防御军团在现代家庭卫生中完全没有充分发挥作用，因此不得不发泄在花粉上。日本医生藤田纮一郎（Koichiro Fujita）经常享用鱼绦虫来控制花粉热。根据他自己的说法，取得了巨大的成功。

引人注目的德国地区人民的过敏情况对比也符合卫生假说：民主德国公民的后代通常很早就会进入托儿所，而在统一后，原民主德国地区的人民适应了联邦德国的生活方式，花粉热患者数量也在增加。

然而，绝不应该就此断定，环境污染对过敏没有影响。各种研究表明，花粉与二氧化氮（藏在汽车尾气中）结合后会增加其过敏效应。而粉尘、臭氧和花粉的相互配合也加重了过敏情况，但对其具体细节的研究才刚刚起步。像看视频（不运动警告 + 尘螨攻击）和吃薯片（摄入大量反式脂肪 + 添加剂警告）这类习惯是否诱发过敏，也仍然没有太多可靠的研究证据。

不过科学家至少已经在研究如何更多地将乡村卫生模式引入城市住宅了：或许是带有农场牛棚细菌的鼻腔喷雾剂，或者在城市公寓门口铺上森林土壤，使居民不出远门就能接触更多的天然泥土。这些方法是否真的有助于对抗花粉热和其他疾病还有待考证。但无论如何，以轻松的方式对待脏污似乎没有任何坏处。

如果大脑也过敏

可以肯定的是，心理在过敏反应上有相当大的发言权。早在普鲁斯特所处的时代就已经出现相关事实，当时一名妇女在看到人造玫瑰时导致其过敏性哮喘发作。在现代的安慰剂效应实验中，过敏患者会被要求吸入一种所谓的过敏原（实际上不是），来测试受试者是否表现出类似过敏的反应。

反过来也是如此：在埃森大学的实验中，研究人员多次给他们的测试对象服用含有抗过敏剂的草莓牛奶，随后给他们服用没有药物的草莓牛奶，患者仍报告称自己的过敏症状减少了。这让人想起了 20 世纪 70 年代罗伯特·阿德和尼古拉斯·科昂的老鼠实验：在过敏方面，免疫系统也可以被调节。

此外，花粉过敏与抑郁症、焦虑症或恐慌症之间的联系也已经得到了科学证明。美国研究人员甚至认为自己发现了春季自杀率高的一个重要原因：许多厌世的人都是过敏症患者。

然而，先有鸡还是先有蛋的问题并没有那么容易解答。焦虑、悲伤或特别敏感的人是否更容易患上花粉热或其他过敏症？真的有所谓的高敏感性格吗？或者那些患者是否因为这些症状而遭受了太多的痛苦，以至于患上了抑郁和焦虑？

从纯粹的医学角度来看，过敏不是一种心理疾病。IgE 遗传水平高的人，最有可能患上过敏症。但心理是一个极大的影响因素：研究表明，压力和心理负担会使花粉热恶化，或许一些读者已经在自己身上注意到了这一点。年轻时谈恋爱的日子里，尽管花粉肆意飞扬，但你心情大好，因此 Bet v 1 和其他物质几乎不会让你鼻腔发痒。后来过敏日历再次发出警报：尽管一切看起来都很正常——流鼻涕和虚弱却加重了，甚至虚弱到几乎难以站起来，这时可能是因为你的工作压力太大或陷入了严重的婚姻危机。

引发这种效应的正是我们的压力轴及其对免疫系统的影响。我们的特定免疫细胞——辅助 T 细胞在微观层面起着决定性作用。它们被分为不同的类别，在过敏情况下，主要是 TH1 细胞和 TH2 细胞。

TH1 细胞负责对抗病毒并促进 IgG 的形成，IgG 是一种能够确保我们在感染麻疹后对该疾病终身免疫的抗体。而 TH2 细胞有助于产生 IgE（这种抗体本质上一点也不坏，只是由于没有蠕虫目前正失业中）。

如果我们身体健康，这些细胞之间就会有一个大致的平衡。你可以想象 TH1 和 TH2 坐在跷跷板上，有时这个向上，有时那个向上。如果我们长期处于压力状态下，皮质醇、肾上腺素和去甲肾上腺素等大量捣蛋的信号物质会让跷跷板停止摆动。如果随后出现过多的 TH1 细胞，我们的免疫系统就会开始攻击自己，并且导致风湿病或斑秃等自身免疫性疾病。如果 TH2 细胞占多数，我们对过敏原的反应会特别剧烈，因为过多的 TH2 细胞会指挥身体产生 IgE。

关于高敏感性格：很明显，格外敏感或焦虑的人更容易、更频繁地感到压力——他们的免疫系统也会做出相应的反应。但如果你只是比其他人更敏感，并不意味着就一定被贴上高敏感性格的标签。如今的科学观点认为，这种性格甚至是不存在的。普鲁斯特的高敏感性格很可能就是一个反复无常的、感性的情绪，或许还伴有抑郁症的影响。但是，如果有人因为过敏，白天不敢出门，滥用各种安眠药和兴奋剂，更糟糕的是还要接受隔离治疗，那么变成这种性格的概率还是很大的。

因此，我建议大家思考一下，使你精疲力竭的到底是心理问题还是症状。如果有人一年中大部分时间都因过敏而频繁流鼻涕，并时常感到疲劳，不得不取消每一次烧烤派对，晚上因呼吸困难彻夜难眠，他 / 她可能就会失去对生活的热情。在这种情况下产生焦虑或恐慌也不足为奇。从某种意义上说，这些症状甚至可以理解成：我们的大脑想要保护我们不受过敏的折磨而采取的措施。

好消息是，如果你为对抗过敏采取了一些措施，你的心理状态很可能也会随之改善（这听起来很符合逻辑，然而我的实践经验告诉我，过敏症患者很少用逻辑来对待他们的病痛）。一项针对 4000 多名 18～65 岁的德国人的调查显示，接受治疗的过敏症患者的心理问题明显少于未接受治疗的患者。

那该采取什么措施

2020 年春天，全世界的花粉热患者都经历了一件意想不到的事情：他们的病情受到了重视。可惜这并不是因为人们突然意识到过度武装的免疫系统会给身体造成多么沉重的负担。反而是每个人都担心新型冠状病毒可能是他们流鼻涕、咳嗽和打喷嚏的幕后黑手。因此，人们为了谨慎起见，与过敏症患者保持着较远的社交距离。T 恤制造商很快凭借“别慌，花粉症而已”的标语获得了不错的销量。

在新型冠状病毒肺炎大流行之前，各种有关过敏的笑话就已经很流行了。而直到新型冠状病毒肺炎开始，过敏症才被当成一回事。我无法理解，为什么花粉热和其他过敏症如此不被重视，尤其是患者自己。

他们还常用非过敏症患者说的话语来哄骗自己。除了“有点感冒”之外，“下雨了就好了”也很受欢迎（虽然这是事实，但毕竟不是一个解决方案）。病毒性感冒患者经常坐在我的诊所里开病假单。过敏症患者却拖着疲惫的身躯去工作，而不去看医生。

同时，研究表明，花粉热患者的注意力和工作能力受到了极大限制。英国研究人员称，许多患有花粉热的儿童在学校的表现更差。有 1/4～1/3 的未经治疗的过敏症患者，其症状最终会转移到肺部——患上哮喘。医生称这是一种阶段性变化。尽管如此，90% 的过敏症患者没有采取任何措施或采取了错误的方法。

夏瑞蒂医科大学的研究人员与国际同行们一起，计算了欧盟对过敏症松懈而产生的经济损失。他们考虑了各种方案，在最好的情况下每年是 550 亿欧元，这一数字来源于停工和下降的工作效率导致的损失。最坏的情况下是 1510 亿欧元。而对过敏症患者的适当治疗只会花费一小部分费用。

来我诊所的过敏症患者也几乎不是因为过敏症而来，大多是因为鼻塞、恼人的喷嚏、耳朵经常感到压力或喉咙痛。当我观察他们的咽喉、鼻子和耳朵时，常常会感到震惊，但还是尽量随意地问：

“你的过敏情况如何？”随后是患者深深的叹息。

“没错，医生。所有你能想到的，草、花粉，我都会过敏。”

“采取了什么治疗措施吗？”

“我以前吃药，现在不吃了，没什么用。”

“那你现在做了什么吗？”

“就这样。”

“情况会好转吗？”

“糟透了。但我已经习惯了。”

接下来的一个长叹来自我自己。我面前坐着一个几十年来一直折磨自己的人，对他而言，一年中的大部分时间都痛苦无比，而他认为自己必须熬过去。过了一会儿，他补充："11 月和 12 月真的还好。"但这就好比你预订一个水疗度假，12 天中有 10 天无法进入泳池和桑拿房享受。你能接受这种情况吗？

我猜不会。但是当涉及他们的过敏症时，大多数人都无比宽容。他们不想吞下药片，也不相信长达数年的治疗会带来任何好处。有些人甚至不知道还能为此采取一些措施。

对于药片抵制者，我想说的是，正如前文止痛药问题一样：痛苦没有回报。不过，非处方类花粉热药物与布洛芬等药物一样，它们对抗的是症状而不是病因。常见的药物包括抗组胺药，如西替利嗪或氯雷他定。它们阻断组胺这种信号物质和特定受体的配对，避免因其出现的黏膜肿胀、瘙痒和流鼻涕。以前此类药片常常让人感到非常疲惫，因为其中的二甲茚定或氯马斯汀等活性物质也会与中枢神经系统的受体对接。不过如今的抗组胺药仅和预先计划的受体配对，副作用相对较少。

药片的主要问题在于，过敏反应仍然会发生，只是控制住了症状而已。长远来看，患者仅使用抗组胺药治疗花粉热仍会出现哮喘。

因此，还有一种更聪明且更持久的疗法，即特异性免疫疗法（许多人也称之为减敏或脱敏疗法）。这种疗法最初会让身体接触微量过敏原，然后再缓慢增加，直到免疫系统意识到实在没必要对一些花粉或猫毛起反应。可惜这种脱敏意识需要 3～5

年才能形成，在那之前，患者一开始必须每周都去看医生并注射过敏原制剂，之后每隔 1～2 个月去一次。根据过敏情况，也可以减少注射次数，或者每天在舌下放一片小药片来代替。

这种“过敏疫苗”是对抗花粉热、房屋灰尘或动物毛屑过敏的最佳以及最有效的方法。然而重要的是，需要事先确定好准确的过敏原剂量，并保证定期注射或服药。否则只能付出大量努力却收效甚微。

如果你的医生让你通过生物电共振诊断和治疗过敏（当然是自费服务），你应该尽快逃离。在随机样本中，这种测试设备甚至无法区分人与肉饼。

耳朵问题太多？突发性耳聋、耳鸣、头晕

“我听不清了！”当我还是一名年轻的医院医生，在急诊室值夜班时经常听到这句话。它通常出自穿戴整齐，拿着行李袋的人之口，他们已经做好了住院几天的准备。这句话再加上旅行包，通常会让我和同事烦躁地翻白眼。

总是有人认为，耳朵里这种沉闷的、像棉花一样的感觉需要比心肌梗死更快得到治疗，而且应该躺在病床上至少让 5 名医生监测情况。经过简短的检查，所谓的突发性耳聋往往是由耳垢过多、咽鼓管肿胀或将棉棒的棉花遗失在外耳道内造成的。

现在的我更理智了，不会再翻白眼。任何人如果出现一只耳朵的听力突然特别糟糕或者根本听不到的情况，都会感到害怕，这是正常的。人们无法观察自己的耳朵内部，以确定听力

损失的原因无害。此外，“耳梗死”这个词经常被用于形容突发性耳聋，给人一种在劫难逃的印象。

以前很多医生也是这样想的：必须马上治疗，不然就听不见了。现在，突发性耳聋不再被视为紧急情况，而是突发情况，即 48 小时内看医生就够了。听力往往会自行恢复，这段时间在诊所或是在家里都不要紧。或许你在家时不会感觉那么不适，食物的味道也会更好。

耳朵里面有棉花：突发性耳聋

即便你不幸出现了突发性耳聋，也没有任何补救措施被证实是有效的。这听起来很刺耳，我通常会对患者采取更为委婉的表达方式。可惜的是，突发性耳聋的定义标准之一就是无法解释它的来源，因此它也被称为特发性突聋。特发性意味着“没有明显的原因”。唯一清楚的是，内耳有问题。原因清晰的听力损失有各自的专属名称，如耳道堵塞、中耳炎或听觉创伤。

直到今天，科学家还不能确切地探索出，出现突发性耳聋时耳朵里究竟发生了什么。这也使得对其采取相应措施异常艰难。

尽管如此，医生仍会使用可的松来为患者治疗。可的松是医学上的万金油，人们试图将其作为预防措施，控制潜在的炎症或其他疾病——如果它们是听力损失的诱因。患者去医院或已经就诊的话，很可能在几天内每天都接受大量可的松输液，鼻腔喷雾剂中微不足道的剂量与其相比简直不值一提。

即使每天注射 250 毫克的大剂量可的松，其副作用仍然很小，前提是注射不会持续很久。但我认为你也可以不采取这个方法。因为目前为止，还没有研究能够证明可的松有助于恢复听力。大约 2/3 的突发性耳聋病例中，患者听力都会自行恢复。因此，很难判断听力是因可的松注射而恢复，或者没有可的松它能恢复得更好。

既然无法确认可的松输液的效果，为什么医生还要采取这种治疗方案？我想，可能是因为没有医生愿意对急诊室里无助的人说："我们真的无能为力，请你先回吧。"请相信我，那里的同事和患者一样绝望。可能这就是突发性耳聋患者仍然躺在诊所接受可以松注射的原因。此外，每个参与其中的人都有一种感觉：医生正在采取措施！患者感觉受到了重视，并燃起了希望，自己的听力很快就会恢复——当然大多数都是自行恢复。

曾有一段时间，将可的松直接注入耳朵被认为是较为先进的疗法。鉴于可的松的效果尚未得到证实，这种方案是否更好依然有待商榷。其中一个可能的好处是，药物能立即到达目标，同时由于剂量变少使副作用更少。我个人觉得，如果必须使用可的松，那么将这种药片带回家自行服用也没有问题。

出现突发性耳聋后，患者先不必急于请数天或数周病假。你应该与你的医生讨论一下，在你这种情况下需要做什么。如果你喜欢工作，而对居家工作的配偶感到厌烦，病假就没什么用了。相反，如果你办公室里有一个暴躁的老板，家里有需要你照顾的孩子和父母，那么躺在医院里可能会有奇迹发生。如果你觉得自己事情太多，压力过大，也可以利用在医院的时间睡个好觉，并且寻求更多帮助。

无论如何都不要被欺骗去注射促进血液循环的药物。没有证据表明这种治疗有帮助，却有证据表明其明显的副作用。昂贵的银杏片也不用买，在药房得到推荐不过是因为制造商和药房在这方面有紧密的业务往来而已。如果你有任何凝血方面的问题，更不应该使用它。

突发性耳聋——最重要的事实

- 约 2/3 的患者能恢复听力。
- 约 1/3 的患者会复发。
- 没有证实存在有效的疗法。
- 可的松的效用也没有得到充分证明。
- 48 小时内看医生即可。

还有一种特殊情况，你患上的可能不是真正的突发性耳聋，而是内淋巴积水，主要是内耳液体分布不均造成的。回顾一下前文：内耳充满了外淋巴液和内淋巴液，它们不能混合，并且必须处于特定比例时才能让我们听见声音并且保持内耳平衡。内淋巴积水时会产生过多的内淋巴液，导致环绕它的膜蜗管扩张并且孔隙增多。然后出现类似短路的现象：几乎什么都听不见，而且经常头晕。

然而，大多数医生不会区分积水和突发性耳聋。若要确定是积水，必须将造影剂注入耳朵并在第二天进行核磁共振扫描

（MRI），以显示内耳液体的分布情况。这个过程并不舒服而且价格昂贵。但如果你经常出现暂时性耳聋，我建议你最好进行这项检查。知道自己的耳朵只是不时出现过多的内淋巴液，也能让人松一口气。积水往往会对不太重要的低频产生影响，而且听力通常会很快恢复。

如果突发性耳聋伴随头晕和耳鸣反复发作，就有可能是梅尼埃病。通俗来说，就是耳朵问题的最坏组合。人们怀疑原因在于内淋巴积水，但也可能是内耳病毒，真正的原因目前还不明确。唯一可以确定的是，梅尼埃病很罕见。过去总有非专业领域的医生斩钉截铁地抛出这种诊断。因此，如果医生声称你患上了“梅尼埃病”，请保持冷静。

慢性压力是否会导致突发性耳聋，仍没有定论。许多研究认为有影响，但也有很多研究认为二者之间没有因果关系。他们的一致观点是：压力激素水平升高会收缩血管，造成内耳供血不足，患者就会出现“耳梗死”。听起来很有道理，但没有足够的科学依据。炎症、自身免疫性疾病或病毒感染同样容易引发突发性耳聋。

可惜，多年来对突发性耳聋的研究一直停滞不前。观察构造敏感的内耳不是一件容易的事。关于突发性耳聋的常见程度，甚至没有可靠的统计数据。每年，每 10 万人中有 20～400 例不等。可能每 5000 人中只有 1 人患有突发性耳聋，也有可能是每 250 人中就有 1 例。

毫无疑问，任何程度的听力损失都会带来巨大的心理负担。

如果你的听力没有迅速且完全地恢复，那么你不仅应该尽快寻求耳鼻喉科医生的帮助，还应该求助听力保健专家和心理医生。此外，建议不要保持沉默。一直不说话可能会诱发耳鸣，它常常和突发性耳聋同时出现。

叽叽喳喳：耳鸣

耳鸣患者经常会发现他们的耳朵会发出沙沙声、蜂鸣声或嗡嗡声，其频率与他们因为突发性耳聋而丧失的实际频率完全相同。因此，对产生耳鸣的一个常见解释是：我们的大脑注意到耳朵中有问题，并试图弥补由于突发性耳聋而丢失的频率，以使我们的听力恢复正常。我们的大脑实际上在为我们考虑，可惜考虑得有点过头了。这一论断的支持性证据是，当听力恢复时耳鸣通常会得到缓解。此外，听力差的人更容易出现耳鸣。

另一种解释是，假设大脑中总是在不停地嗡嗡作响，就像一堆高压线一样，声音通常会被我们的听觉中心过滤掉。如果听觉系统无法再正常工作，我们就会听到未经过滤的频率，即耳鸣。支撑这一理论的事实是，几乎每个人在一个安静、隔音的房间坐了一会后，都能听见脑海中的噪音。

此外，耳鸣可能是由夜间磨牙或头前伸引起的（这是一种可怕的驼背姿势，可能是一直盯着智能手机和笔记本电脑所养成的不良习惯）。毕竟，听觉神经与颈部及面部肌肉之间的联系非常紧密。当你咬紧牙关或紧闭双眼时，或许能注意到耳朵里有微弱的嗡嗡声。在某些情况下，物理疗法有助于治疗耳鸣。

耳鸣可能由这些原因同时促成，也可能来自一个完全不同的原因。一直以来，总有人想找出这个吵闹的频率到底来自哪里。但就像对内耳的研究一样，这一切都只是理论而已。唯一可以肯定的是：耳鸣并非起源于耳朵，而是大脑。你可以将它和幻肢痛类比：如果大脑无法再接收来自身体某个部位的信息，它就干脆自己生产，甚至有些人的听觉神经已经被切断（即耳朵和大脑之间的连接），但他们仍然能感知声音。

在非常、非常少数的情况下，噪音源自耳朵，例如，当耳朵里的血管发生了变化时，它会随着每一次心跳发出声音。这被称为客观性耳鸣，但一般来说较罕见。

一般情况下，我们需要面对的是主观性耳鸣——耳鼻喉科心身学的典型范例：初始问题可能是器官问题，如突发性耳聋，但最终成为一种影响大脑的现象。它反过来又使人感到压力，以致使全身受到影响。伴随耳鸣一起出现的还有睡眠障碍、紧张、头痛，总之都来自压力的影响。这又使整个身体处于警戒状态，并让患者更加强烈地感知到噪音，再反过来使他们更加紧张。以此循环往复。

德国每 4 名耳鸣患者中就有 1 名觉得耳鸣不仅会引起压力，还源于压力。原则上来说，我认为稍微扩大一下寻找原因的视角是好事。但是必须注意的是，在没有人知道下一步该怎么做的情况下，不要让压力成为万能的替罪羊。虽然耳鸣源于压力这一理论非常受欢迎，但就像突发性耳聋一样，目前几乎没有任何明确的科学研究能论证这个观点。

你可能已经注意到，到目前为止，我一直避免让耳鸣和疾病一词产生联系。因为耳鸣本身无害，不会引起疼痛，也不会对耳朵造成影响。它毕竟是一种大脑噪音——这意味着你可以自己决定，究竟是把它当成一只疯狗还是一个还算好相处的室友。

没有人比你更了解自己的耳鸣。毕竟，你是世界上唯一能听见它的人。因此也只有你自己知道，它给你施加了多大的压力。虽然耳鼻喉科医生可以帮助确定大致的频率和音量，但它们并不能说明什么。一些患者的耳朵里仿佛住着急刹的城际特快列车，但生活得还算平静，另一些患者却对耳朵里蟋蟀般的唧唧声感到绝望不已。

并不客观：耳鸣究竟有多糟糕?

耳鸣的严重程度很少以赫兹或分贝为单位来衡量，而是主要以患者遭受的痛苦程度衡量。

- **一级**：几乎听不见声音，没有病痛压力，也被称为代偿性耳鸣。
- **二级**：患者在日常生活中能够正常与之相处。但在压力大的情况下，噪音会加重身心负担。
- **三级**：耳鸣给个人生活和职业生活造成了相当大的困难。患者因此出现身体和心理问题。
- **四级**：耳鸣严重影响了正常生活。患者无法工作。人们称之为失代偿性耳鸣。

边缘系统是造成这些巨大感知差异的原因。患者遭受痛苦的程度取决于他们将噪音划分为危险的、烦人的或病态的意识。大脑皮层中有意识的、负责评估的区域在其中发挥了作用。最终，你个人的神经网络及其各自的相互联系决定了耳鸣对你的影响——或者你对它的影响。

扭转你的认知的关键性时刻往往出现在第一次去看耳鼻喉科医生的时候。在我的门诊里，我通常首先会给患者解释，耳鸣只是一种听觉，对我们来说没有信息内容。许多人立即就会冷静下来，因为我给出了定义，又没有向他们直接说明："这是无法解释的，可能是由内耳损伤造成的永久性的脑部噪音。"（虽然这不是官方定义，但可以简要说明耳鸣是什么。）

随后我会说耳鸣有良好的自愈率。就像它突然出现那样，常常也会突然离去。但即使它萦绕不去，也不是什么大问题，只要以正确的方式和它相处。提及这一点很重要，因为许多患者都执着于让噪音完全消失，即使这种声音对他们而言并不是真的很糟糕。

耳鸣持续 3 个月后会被认定是慢性的，但我通常选择先不告知患者这个观点。我认为目前来看这不是特别重要的信息，反而会给患者徒增压力：哦，上帝，3 个月内一切都必须好起来，否则就会变成"慢性"的。一般来说，几年后耳鸣情况都会得到改善。我想让患者明白，所有噪音都是可以存在于耳朵里的，只要它们不干扰你的生活。而且耳鸣是一种动态的现象，有时你听到的声音更剧烈一些，但有时你也几乎会忽略它的存在。

许多耳鼻喉科医生的答案通常是："对此无能为力。你必须忍受。"实际上这是出于好意，因为他们不想做出任何虚假承诺。医生们也没有错，大约每两个人中就有一人会患上某种形式的耳鸣。医生无法做出"我给你一种药物，它明天就会消失"这种承诺，因为确实没有任何治疗方法。到目前为止，耳鸣大多是像突发性耳聋一样用可的松治疗——成功的可能性同样模糊不清。

但患者可以自己调节耳鸣。它只是比服用可的松更复杂、更耗时——将"你必须忍受"替换为"你可以忍受"会有所帮助，而且效果通常很好。

第一印象很重要：耳鸣宣传教育

积极、清晰的初步咨询沟通对于治疗耳鸣至关重要。如果你的耳鼻喉科医生从未告诉你心理暗示的好处，那么记住以下最关键的信息：

- 耳鸣不是幻觉。
- 它通常不会变得更糟。
- 它对你的折磨程度取决于你个人对它的评估。
- 没有可靠的方法来消除它。
- 但是有很多方法可以让你和它友好相处。

任何刚患上耳鸣的人，在早上醒来都会先静静倾听脑内的噪音是否仍然存在。这是正常的，但耳鸣就是以这种方式开始占据你的生活。可恶的是，拼命努力不去想它也无济于事。就好比是，请你现在不要想一头粉色的大象！你现在在想什么？大脑总是不由自主地去想一些事情。

但你可以学着不要沉溺在惊慌之中，这会自然而然地让人降低对耳鸣的关注度，通常借助认知行为疗法便可以实现。在你叹息之前，请听我说，与任何服药或注射疗法相比，这种疗法的效果已经获得了证实且相当有效。毕竟，它从噪音的发源地——大脑入手。

缺点是，这意味着你要付出很大努力。患者不能坐在沙发上自怨自艾，而要改建自己的大脑。改建的内容不是关于戏剧性的童年事件，更多是关于如何更好地处理非常具体的压力情况。这些治疗的长远目标是将那些使耳鸣听起来难以忍受的神经回路改道。本质上来说这是电工的工作，而这名电工就是你自己。

你已经了解了大脑中的一些电路情况，并且知道了感觉控制中心和理性思考区域的存在。前者多处于边缘系统，后者多在大脑皮层的额叶。由感觉触发的电脉冲就像野马，如果不被理性思维控制，就会让我们失控。在耳鸣上，这就表现为“我无法再专注于任何事情了”或“我受不了了”。这些感觉肆无忌惮地奔腾的时间越长，我们的大脑就越相信这一定是事实，并形成相应的神经连接。结果就是：耳鸣 = 恐慌。

因此，认知行为疗法激活了我们用于理性分析的额叶。它有一个套索，可以再次捕获野马并进行批判性的自我发问，如："等一下，它真的像你认为的那么糟糕吗？"如果这种思考进行得足够频繁，大脑就会形成神经束，将噪音进行实际化分类，即它是一种基本无害的声音，没有信息价值，只是从现在起决定陪伴我们。

这些新的神经回路暂时会保持在原位，并且在治疗后能使人与耳鸣长期和平共处。此外，还会获得心理学家所说的自我效能感：不会被动地屈服于某件事，而是将它主动地掌握在自己手中。如果你不想或无法立即去看心理治疗师（治疗场所很少），替代选项或过渡方案也可以是经过相关培训的耳鼻喉科医生，即那些诊所门牌上有"心身基本护理"标志的医生。

你还能做什么？我的建议是，尝试与你的医生讨论一下助听器是否对你有所帮助。你可能会觉得这个建议比去看心理医生更不可思议。但是助听器可以极大地减轻大脑的负担，尤其是在耳鸣与听力损失相关的情况下。当你的听力恢复时，大脑可能不再觉得需要通过生产沙沙声或吱吱声来代替损失的频率。

如果你确定你的耳鸣是由夜间磨牙引起的，也可以请牙医给你开具夹板或进行物理治疗。在物理治疗方面，牙医通常比骨科医生更慷慨，因为在他们那里，要求采用这种治疗方式的人更少。如果你的耳鸣与颈椎有关，则应该去看骨科医生。

此外，还有无数的方法据称对耳鸣有效，本书中我只将其中立地描述为“补充医学”——或者是比骗子更恶毒的东西。耳鸣不会危及生命，但受影响的人难以置信得多，所以它也为销售各种昂贵但大多无效的偏方提供了最佳条件。先是巴赫花精和小药丸，然后是针灸或神经疗法（局部注射麻醉剂以治疗所谓的磁场干扰），甚至还有人求助于道士（也许还是因为睡在不好的水脉上），膳食补充剂制造商也能赚到耳鸣的钱。

尽管如此，我不想全盘否认这些方法的效果。结果才是最重要的：虽然它可能不科学，但只要有所帮助，对患者来说就是件好事。也不要低估安慰剂效应。例如，我是针灸的忠实粉丝，因为它曾经帮助过我（无论是什么原因），而且让我相信，掌握生活中的平衡很重要。我知道关于针灸的效果还没有可靠的研究，而且针刺入身体的哪个部位可能完全不重要。尽管如此，事后我感觉好多了——即使只是因为我相信它的效果。

各种放松方法也可以帮助治疗耳鸣，甚至不需要任何费用。无论如何，放松对于本书这一部分所介绍的疾病以及一般情况下的所有疾病都是有益的。在本书第三部分，你可以阅读有关耳鼻喉放松的具体方法。

无法区分上下：头晕

我的孩子们最近在玩一个新游戏，叫做“旋转木马”。它开始于我的儿子在儿童节目中跳舞时，在某个时刻意识到，如果以自己为轴旋转足够长的时间就会变得非常有趣——然后他不停地这样做。而他的姐姐早就知道了其中的乐趣并把它变成了一场比赛：谁能旋转得更快、坚持更久而不摔倒？获胜者是谁似乎并不重要。最后躺在地板上发呆然后大笑，可能才是其中的乐趣。

从医学角度来看，“旋转木马”是有意过度消耗平衡系统，然后引发所谓的眩晕。旋转性眩晕就像它的名字一样，是人们能感觉到的上千种眩晕中的一种，其他眩晕还包括高原眩晕、旅途眩晕、普通眩晕、良性阵发性位置性眩晕、偏头痛性眩晕、颈源性眩晕或恐惧性眩晕。我那专门研究眩晕的同事甚至可区分多达 386 种眩晕原因。

我考虑了很久是否应该在这里讨论这个话题，因为关于眩晕完全可以再出一本书来讲，而且它也不是一个典型的耳鼻喉科问题。我的丈夫是一名心脏病医生，他在临床实践中和我一样，也遇到了许多“骗子”[①]（医生通常这样称呼这些头晕患者）。而最终在我这里就诊的头晕患者往往之前已经看过神经科医生、内科医生、眼科医生、骨科医生……几乎所有医生都看过了。

每个医生都建议他们去找其他科的医生。事实是：没有人想要“骗子”。头晕是如此复杂多变，以至于几乎没有医生费心去了解他们能为患者做些什么，而是更愿意寻找他们无能为力的原因。但是，眩晕患者不应该花几个月的时间辗转在各科室医生之间，而应该获得一些具体的情况解读以及关于如何尽快

① 德语中 Schwindler 一词多指骗子，也指代头晕患者。

采取措施的提示。

头晕与耳朵有关，因为我们的平衡器官即前庭就位于这里。平衡是内耳除了听觉之外的第二大任务。事实上，整个身体都与我们的平衡感觉有关：眼睛必须予以配合，我们的皮肤、肌肉、肌腱和关节上的触觉也要参与进来。例如，当你爬楼梯时，突然前面没有台阶了，而你本来以为还有台阶，于是就会产生一种奇怪的感觉。

一些人坐过山车或坐船后会出现典型的短暂头晕，这是因为眼睛和耳朵突然向大脑发送大量不同的信息，而它一开始无法理解。这完全是正常的，这种感觉甚至似乎能满足孩子们对醉酒的某种渴望。血压过低、饮酒过量或饮水过少引起的头晕也很容易治疗。但是，如果你无法再区分上下方向——而且没有明显的原因，怎么办？

这些患者通常会有一个漫长的、伤脑筋的治疗之旅。其中一些是不可避免的流程，以排除头晕背后潜藏着的严重疾病，如多发性硬化症或肿瘤（这种情况很少发生）。如果已经明确没有其他严重疾病，但仍然没有人能够或愿意帮助你，那么去头晕中心可能更合适，许多大城市都有这种中心。在那里，来自不同学科的专家共同处理这个棘手的问题，因此你最多会在头晕中心内部被来回传送。

那些突然开始无法解释的眩晕通常是良性阵发性位置性眩晕。你内耳中的“螺丝”没有松动，只是松了几块小石头。前庭器官的毛细胞上，一些小的石灰质结石嵌在了一种布丁状结构中，并向我们的大脑发出信号：什么是水平的，什么是垂直的。它们被称为耳石，有时会脱落——比如，当人们被网球拍、篮球或其他东西击中头部时。随后，小石头在内耳半规管中不协调地滚动，并且在每次头部运动时发送大脑无法解读的信号：一切似乎都在旋转。

良性阵发性位置性眩晕可以得到很好的治疗。与耳鼻喉科医生一起做一些有针对性的体操练习通常就能解决问题，这样耳石就会滚回不再干扰身体的位置。患者可以很容易地学会这些定位训练，并在必要时自行使用它们解决问题。

如果你某天感到头晕目眩，只能闭着眼躺在地板上呕吐，并且希望有人叫救护车送你去医院。在医院里，医生会给你服用药物来缓解恶心，并且可能会得出“前庭神经元炎”的诊断，即单侧前庭系统完全紊乱，病发原因通常是炎症。几天后，有时是几周后，眩晕就能消失，或者大脑调整为只接收来自一侧的平衡信号，这通常也没什么问题。

女性经常患有相对无害的偏头痛性眩晕，它并不总是和头痛同时发生，因此很少能被识别出来。这时毫无头绪的医生反而更倾向于用模棱两可的、可怕的诊断来打发患者：“可能是梅尼埃病。”

令人惊讶的是，“骗子”的身体通常是完全健康的。对60岁以上的患者，医生会说：“那是老年病。”60岁以下的患者听到的则是：“心理疾病。”这两种诊断都有其合理性。只是它们不会帮助到患者，因为老年病和心理疾病对大多数医生来说都是一样的："没有办法。"然而，眩晕依然存在。

事实上，随着年龄的增长，这种情况更为常见，75 岁以上的人中，这是所有常见情况组合在一起的后果，包括血压、药物、肌肉紧张等。因为平衡是一种全身性功能，而老年人身体的某些部位可能不再工作，或者不再运转得那么好。它们通常是没人会注意到的微小缺陷，但随后在平衡系统的复杂配合运作中开始出现故障。

正因如此，跌倒过的人往往不敢出门，生怕出现下一次意外，这又进一步削弱了他们的平衡感。在这种情况下，就算头晕目眩，也要对自己的身体有信心。简单的平衡练习以及所有的运动锻炼都能帮你恢复正常。每一次去面包店或超市都是一种帮助。

还有一种情况——"这是心理疾病"。事实上，这适用于 1/3 的头晕病例。至少一半的人都受心理因素的影响，但这并不意味着头晕是幻觉。对于那些患者来说，它就像耳鸣患者耳中的声音一样真实。

"精神心理性眩晕"的典型症状是恐惧性眩晕。当你坐在会议室、穿过天桥或站在拥挤的百货公司收银台前时，地板好像突然震动，感觉就像站在摇摇晃晃的木筏上。这种攻击往往始于灵魂已经疲惫不堪时：分手后、孩子或工作出现了问题时。这种情况尤其频繁地出现在 30～40 岁的女性身上，因为她们要在孩子和事业之间取得平衡。患有焦虑症和抑郁症的人也经常受到这种头晕的困扰。而针对它们的因果关系，目前的研究尚不明确。

恐惧性眩晕的背后可能是放大焦虑的自我认知。在没有意识到的情况下，患者对身体完全正常的无意识平衡修正做出过度敏感的反应，然后大脑将其归类为新的和具有威胁性的行为。因此它会引发相应的压力反应：肾上腺素分泌、出汗、心动过速。

甚至原本纯粹的或许是由内耳故障导致的生理性眩晕，也可能变成精神性眩晕：对再次发作的恐惧变得过大，以至于引发了头晕。这可以用典型的条件反射理论来解释。如果患者再次出现在眩晕发作的地点或类似的场景下，虽然不会再次出现内耳故障，但身体会因为过于恐惧而发生应激，如血压升高、心悸、呼吸短促或恶心，然后这些相结合而产生了眩晕的感觉。

如果这种情况反复发生，即使是在完全不同的场景下对完全不同的事物的恐惧也会引起眩晕发作，因为大脑已经将头晕与心悸之类的反应相关联。专家称其为刺激泛化。突然间，由于眩晕，你感觉任何地方都不安全了。对眩晕的恐惧和恐惧性眩晕之间开始了恶性循环，患者越早打破它越好。如果观察恐惧性眩晕发作时大脑中到底发生了什么，就会发现脑干和小脑的平衡中心、杏仁核的焦虑中心和控制心跳和呼吸的自主神经系统之间有非常明显的神经元连接。此外，平衡中心还与影响主观感觉的大脑皮层的岛叶耦合。

它们的联系如此密切，科学家们现在甚至在研究如何能反向利用它们来避免眩晕。未来有可能通过刺激前庭器官来治疗神经或心理方面的疾病。因此，头晕不仅能让人生病，还可能让人恢复健康。

和耳鸣一样，关键在于不要将头晕视为必须消灭的敌人。而是试着把它看作只属于你自己的东西，比如红色的头发或 41 码的脚。它甚至可能有益处——我的一位患者最近表示，头晕已经变成了一个老朋友，时不时地来提醒他放慢生活节奏。

有些人需要接受心理治疗才能认识这一点。对有些人来说，物理疗法或瑜伽也会有所帮助。一部分人则是通过在口袋中常备抗眩晕药物让自己安心（这类抗眩晕药物只是缓解症状，无法对抗病因）。此外，对于不少人来说，只要认识到他们头晕的背后没有严重的疾病，然后将关注点放在仍然能够正常运转的区域就能恢复日常生活。许多措施都能让眩晕的生活变得更轻松一些。但是，你可能需要一段时间才能确切地了解并适应自己的情况。

几乎所有的患者在这一过渡时期都感觉自己好多了。即使清楚地知道眩晕不是来自耳朵，我也会和他们解释一些基本情况：在这种情况下，我要怎样管理我的日常生活？我需要服药吗？我需要休病假吗？我应该看哪些医生以排查更严重的疾病？物理治疗能帮助我吗？在什么情况下应该由另一位专家接管？如果需要的话，是找哪个科室的专家呢？去专门治疗头晕的机构是否有意义？上述只是众多问题中的一部分，而针对所有问题，我们会为患者制订出具体的“如果……就”计划并且明确何时需要就诊。

这听起来很理想，可能现实就诊情况往往不会如此。因此，我建议你向医生提出这样的计划建议，以便一点点地了解你的头晕是怎么回事——以及如何能让它成为你的朋友而非敌人。

如果鼻子让人忧郁：慢性鼻窦炎

S女士是我诊所里的常客。虽然她两年前才来初次问诊，但之后越来越频繁，这让她现在有点难受。她上一次来的时候，跟我说："我真的不想来。"但她头疼得厉害，而且没有什么其他方法能帮助她。我看了看电脑，快速浏览了她以前的诊断结果。

5月30日：J01.2 急性额窦炎

6月21日：J32.0 慢性上颌窦炎

9月7日：J32 慢性额窦炎

11月4日：J01.8 其他急性鼻窦炎

12月16日：J01.4 急性全鼻窦炎（所有鼻窦发炎）

建档时，我反复将所有以J01（各种形式的急性鼻窦炎）或J32（各种形式的慢性鼻窦炎）开头的疾病代码输入S女士的患者档案中。此外，里面还有几个相比之下完全不起眼的过敏测试。

S女士没有过敏症，只是某个鼻窦会发炎，或所有鼻窦同时发炎。她说自己总是先恢复一点，然后又变差。她感觉颧骨后面一直受到挤压，上腭疼痛或头痛也持续发作。她的脸经常感觉像戴着一个太紧的乳胶面具。当它“再次变得更严重”时，她觉得自己的头随时都会爆炸。她由于无法忍受就来咨询了。

像 S 女士一样的情况的人在德国人中大约占 10%：他们患有慢性鼻窦炎，有些人会持续数月或数年，有些人则持续半生。

4 个腔体，真是麻烦

每个人有 4 对鼻窦，分别楔入大脑和上颌之间。一旦它们出现问题可以让某人的生活立即跌入地狱，并且没有人知道它们到底有什么用。莱奥纳多·达·芬奇认为它们中含有牙齿所需要的营养物质。17 世纪，人们认为人类的欲望植根于此。两者后来都被证实是无稽之谈。即使是鼻窦使头骨更轻这一看似合理的用处，也不是事实：头骨在有无鼻窦重量上的差异只有 1%。鼻窦存在的唯一目的可能是让耳鼻喉科实践更加丰富，而且有一点是确定的：病原体在里面感觉很舒服。

鼻窦炎通常始于鼻子中的病毒，即鼻炎，这就是为什么鼻窦炎也被称为鼻鼻窦炎。如果病毒数量过多或过于顽固，以至于鼻黏膜无法再对它们起任何抵抗作用，它们就会进一步上移到筛窦，随后它们通常会在其他三个腔体中的一个撒欢玩耍：离头部后侧稍远的蝶窦、巨大的上颌窦或最上面的额窦。

在医院里，鼻窦炎通常被我们称为“排水管堵塞”。因为真正的问题往往出现在黏膜肿胀到使得鼻窦入口被阻塞之时。然后，所有因对抗病毒产生的黏液无法排出，于是创造了一个温暖且湿润的蒸汽浴室，没有人打开门让新鲜空气进入——这是很多炎症产生的最佳条件。

急性鼻窦炎可以持续 3～6 周，就像鼻黏膜炎一样，抗生素通常无济于事，重要的措施是鼻腔喷雾剂（耳鼻喉科医学中所谓的“通流”）、止痛药和休息。不过，最好让医生对鼻窦炎做个全面的检查，因为在极少数情况下，它可能会扩散到脑膜或眼窝，这时就必须立即进行手术。

慢性鼻窦炎的原理与急性鼻窦炎相同。区别在于，几周后它并没有结束，而是继续不停地冒泡，尽管没那么剧烈了。有时，随着时间的推移，黏膜会形成凸起的小肿块，即鼻息肉，这使得进入鼻窦的空气更少。然而，很多人根本没有注意到这种持续性炎症。他们只是觉得自己有点疲惫无力、无精打采，但是不知道原因。

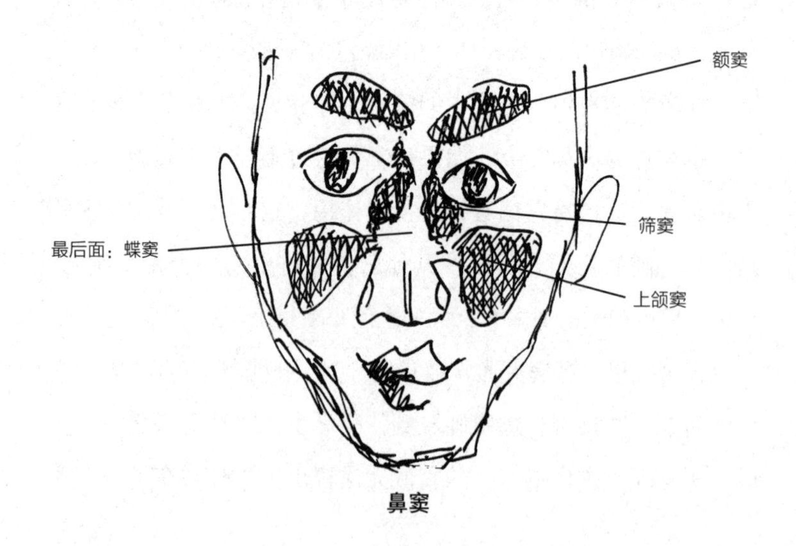

鼻窦

如果你觉得任何疗法对这种持续性炎症都没有效果，则可以考虑手术。在内镜的帮助下（以相对温柔的方式）清理堵塞的排水管：医生扩大鼻窦系统的狭窄部位，去除发炎的黏膜以及黏膜增生（息肉）。随后，在理想情况下，足够的空气会进入鼻窦系统，之后不会再如此频繁地发炎了。这些手术的严重并发症很罕见。然而，到目前为止，只有少数有说服力的研究调查了它们是否能长期改善症状，以及与其他疗法（如可的松）相比，它们的有效程度如何。对此，我想再重复一遍我前上司的座右铭，他会（举起食指）说："手术只有在患者真的不想再尝试其他疗法时才应该实施。"

只是不悲伤了：抑郁症

S 女士还说，她已经尝试了所有方法：使用含有或不含可的松的鼻腔喷雾剂、鼻腔冲洗剂、桉柠蒎肠溶软胶囊、止痛药、吸入剂。"我甚至打算做手术，但后来发生了很多事……"

"发生什么事了？"

"嗯，我和老公离婚了。我现在一个人带孩子，年纪大点的孩子在学校总是遇到很多困难。然后我的妈妈又生病了。这一切都令人极其疲惫。我也不知道，那一年糟透了。" S 女士叹了口气，盯着她的脚看了一会儿。然后她突然说："也许现在才问显得有点愚蠢，不过，这和心理问题有关系吗？"

S 女士提出的这种联系在 2017 年德国耳鼻喉协会的《鼻窦炎指南》中并未找到。但这并未排除慢性鼻窦炎会对情绪产生负面影响的可能。美国目前的一项研究综述表明，多达 40% 的慢性鼻窦炎患者也患有抑郁症。但医生或患者自己往往只将其当作持续时间较长的感冒。

S 女士说，在过去的几个月里，她总是在凌晨 4 点半醒来，尽管她实际上到 7 点多才需要起床。然后她只能躺在床上沉思——关于工作、离婚、她的家庭以及许多以前不成问题的事情。我不是精神科医生，但我在实践中多次发现情绪低落和慢性鼻窦炎之间的联系。我问 S 女士她是否常常感到悲伤。她否认，她说自己只是不在乎任何事情。

当在推特上提及抑郁症主题时，有一个令人印象深刻的话题标签：#notjustsad，不只悲伤。抑郁症与坐在角落里像十几岁时一样哭泣，静静听着忧郁的流行吉他音乐不一样。事实上，很多时候你甚至连悲伤都感觉不到了。所有的情绪都消失了——没有更糟糕的事情，也没有更有趣的事情了。睡眠状况很差，思绪仿佛被困在没有出口的环岛上。

许多医生诊断抑郁症时都会使用一种被称为 PHQ-9 的标准化问卷，它的全称为患者健康问卷（Patient Health Questionnaire），其中包含了 9 个问题。像 S 女士这样的患者，我会询问他们是否愿意填写。最后，通过测试能得到一份较为清晰的答案。该测试还可以帮助非专业人士评估自己是否可能需要专业帮助。

识别抑郁症：问卷调查（PHQ-9）

开头的问题总是："在过去的 2 周里，你被以下症状所困扰的频率是多少?"重要的是，你只需回顾过去 14 天。毕竟，每个人之前或多或少都遇到过以下问题。但这项问卷需要明确它们是否属于现在的情况，以及是否一起出现。

每一个答案都会对应一个分数：

- 完全没有：0 分。
- 有过几天：1 分。
- 超过一半天数：2 分。
- 几乎每天：3 分。

以下是待评估症状：

1. 对任何活动都提不起兴趣或乐趣。
2. 感觉沮丧、忧郁或绝望 。
3. 无法入睡，无法保持睡眠或睡眠时间过长。
4. 感觉乏力或没有精神。
5. 食欲下降或过量进食。
6. 对自己感到不满；感觉自己是一个失败者或让家人失望。
7. 无法集中注意力，比如在看报纸或看电视时。
8. 行动或说话缓慢，以至于引起旁人注意。或者相反，是否焦躁不宁，并因此坐立不安。
9. 有死亡倾向或想伤害自己。

现在把所有分数相加。下面仅提供一个初步的评估结果。如果你的分数大于 10，我强烈建议你去咨询医生。

- 小于 5 分：健康。
- 5～10 分：不明显。
- 10～14 分：轻度抑郁。
- 15～19 分：中度抑郁。
- 20～27 分：重度抑郁。

罗伯特·科赫研究所的最新统计数据显示，9.2% 的德国人患有抑郁症，几乎比所有其他欧盟国家都要多（只有卢森堡的 10% 比德国情况更严重）。女性总是比男性更容易受影响。尽管抑郁症是一个全球性问题，并且给医疗保健系统造成了数十亿美元的损失，但其触发因素仍未得到完全了解。

可以肯定的是，导致抑郁症的原因不止一个，而是无数个原因相互影响的结果，包括基因、性格、创伤经历、命运打击、慢性压力、神经回路、激素、神经递质、免疫系统，没错——甚至还有鼻窦炎。

灵魂的炎症：细胞因子假说

在这本书中，你已经多次了解到，耳鼻喉科问题会让人们的生活偏离正轨。当这个重要部门罢工时，就意味着压力已经超出负荷，而那些经常承受压力的人更容易患抑郁症，并被削弱免疫系统。就S女士而言，离婚的压力可能在她无休止的鼻窦炎中起了关键性的作用。

但如果不是精神压力让人忧郁，而是炎症自己呢？神经精神病学家认为，相当一部分的抑郁症是由纯粹的生物学因素造成的，而这些实际上应该被看作抑郁症的一种特殊亚型。医生在抑郁症患者身上一次次地发现，在患者接受慢性鼻窦炎治疗过程中，抑郁症也会突然消失。同样的情况也出现在尿路感染或牙龈感染的治疗过程中。无数人可能最终会选择看心理医生，尽管看耳鼻喉科医生已经足够解决问题。

在微观层面上，抑郁症归根结底只是脑化学物质的变化。许多研究指出，大脑中的某些信号物质，即神经递质，失去了平衡。对我们的幸福感很重要的神经递质之一是血清素，通常也被称为“幸福激素”。它不仅出现在大脑中，还会在胃肠道中产生，而抑郁症患者的血清素通常过少。这正是现代抗抑郁药的作用：它们增加了大脑中可供使用的血清素和其他重要信号物质，使其能够再次正常工作。

由于心理神经免疫学的诞生，人们现在知道，免疫系统中的某些炎症信号物质也促使抑郁症的发展。前文已经提到过这些细胞因子。其中最重要的是白细胞介素；用于免疫细胞之间通讯的是干扰素，它负责对抗病毒；以及肿瘤坏死因子，它可以杀伤肿瘤细胞。

我们的身体产生这些极其重要的物质来抵御病原体，而一旦感染消除，人体就会减少细胞因子的释放。科学家们怀疑，同样的过程在抑郁症患者体内受到了干扰。例如，因为感染没有根本消退，而是慢性的，于是细胞因子被持续释放，这最终导致了抑郁症。

20世纪90年代初，荷兰精神病学家迈克尔·梅斯（Michael Maes）等研究人员发现，抑郁症患者血液中的细胞因子含量增加，尤其是肿瘤坏死因子和白细胞介素-6，通过前文我们已经知道这是疾病行为的一种原因。此外，研究人员还观察到，用于治疗丙型肝炎患者的人造干扰素经常引发抑郁症，一旦停止使用干扰素，抑郁症就会消失。后来，科学家们意识到，细胞因子不仅作用于血液中的免疫细胞，还会抵达大脑。这一点在医学界引起了轰动，因为我们的大脑尽管与身体的其他部分有所联系，但也有一个非常有效的边界：血脑屏障。那里的边防警卫本应该做好监察以保证血液中没有东西进入大脑，从而避免干扰那里敏感的工作程序。边防警卫可能会被酒精、尼古丁和一些毒品贿赂，因此这些有害物质竟然奇怪地被允许通行了。

细胞因子可能通过脑脊液采取偷渡路径，它循环在大脑和脊髓之间。科学家也发现，抑郁症患者脑脊液中的细胞因子浓度会增加。一旦进入大脑，细胞因子会破坏那里神经递质的平衡，从而引发抑郁症，比如抑制血清素的产生。这些发现以及类似的发现在今天被总结为“抑郁症细胞因子假说”。因此，郁结多年的鼻窦炎可能会对患者产生更大的身心影响，而不仅仅是挥之不散的压力和鼻涕。

一些科学家思考得更深入，提出了一个有点类似卫生假说的观点：在现代文明社会中，人体免疫系统训练不足，因此它会对许多无害的微生物做出反应。这会整体提高细胞因子水平，从而增加患抑郁症的风险。过度清洁不仅会诱发过敏，还会压抑情绪。

如果细胞因子假说是正确的，那不仅意味着炎症会引发抑郁症，还意味着，未来可以用布洛芬或抗生素治疗抑郁症。事实上，中国科学家不久前刚刚对 30 项对照试验进行了梳理，这些试验表明，当人们服用抗炎药 4～12 周时，抑郁症症状得到显著改善。

被证实特别有效的抗炎药物包括 ω-3 脂肪酸（存在于深海鱼中）、他汀类药物（降胆固醇药物中的活性成分）以及抗生素米诺环素。阿司匹林、布洛芬或双氯芬酸也显示出减轻抑郁的效果（虽然也存在部分结果相反的研究）。与常见的抗抑郁药物结合使用时，这些药物的效果甚至更强。

阿司匹林治疗抑郁症？如果有些事情看起来过于神奇，那它必然有一些容易为人忽视的小细节。迄今为止，还没有关于这种疗法的长期研究。此外，细胞因子假说并不适用于所有抑郁症情况，数据显示，大约只有 40% 的患者体内炎症水平升高。而且，没人知道一个人的细胞因子应该在哪种水平下才是抑郁的或健康的。

无论如何，我强烈建议大家不要试图通过止痛药或鱼油胶囊进行自我治疗来消除坏情绪。你应该做的是和你的医生谈谈这个可能。

压力中的声音：沙哑、失语和球塞感

我说话总是太大声，而且用词多、语速快（还有该死的低沉，但对此我无能为力）。我说话就像我的父亲，而他声称我说话像他的母亲。这也难怪，因为人们如何使用自己的声音，常常是从父母等长辈那里习得的——这并不总是一件好事。但作为一名忙碌的医生，我的声音是一种绝对优势，而且我的声带似乎并不介意持续的喊叫。直到在诊所里熬夜值班后的一个清晨会议上，我发现，说话对我来说突然造成了巨大的疲惫感。我的喉咙和下巴感觉像被夹在了钳子里，我不得不顶着巨大的阻力挤出每一个声音，用尽最后的力气宣读了交接记录（2 次急诊手术，3 名从病房跑出来的困惑的患者，5 个新入院的患者），感觉就像忍着肌肉酸痛去训练跨栏。

会后我开车回家。睡了一觉之后，一切都恢复了正常——直到下一个夜班。这种情况持续了几个月，我越来越害怕清晨的会议，很快这比整个轮班更让我疲惫。那时我还在接受培训，我记得同事曾经告诉我一个词——“叫卖小贩的声音”。它指的是那些几乎总是和蔼可亲的，使自己保持最好状态的女性，通常以小学教师、售货员或酒店员工为代表。她们说话声音太高、太大，说得太多，从而破坏了整个声带健康。刹那间，我意识到：我自己就是个叫卖小贩。

当声音罢工时：发声障碍

叫卖小贩的问题在专业领域被称为运动过强型构音障碍。

构音障碍是发声障碍的另一种说法。专家将发声障碍分为器质性发声障碍和功能性发声障碍。前者通常很容易识别：患者嗓音总是嘶哑，然后医生通过检查喉咙发现了问题，通常是喉炎。病因一般是病毒或细菌，并且常常与感冒一起出现。从喉咙底部冒出的胃酸也会影响你的声音。还有——香烟。

当尼古丁（但也可能是持续错误地使用声音）导致液体在声带上潴留，使声带更重、振动变缓并因此产生更低沉的音调时，就可能会出现低沉、嘶哑的烟嗓。这种液体潴留被称为任克氏水肿，它经常导致发声障碍，但好在从来不是恶性的。不过如果肿胀太大，可能会造成呼吸困难并需要手术治疗。40 岁以上的女性特别容易患上任克氏水肿，研究人员由此推测，激素在其中也起到一定作用。

声带上的组织增生（息肉）或结节通常也会引起问题。它们往往是由嗓子劳累过度引起的，因此也被称为喊叫小结或歌唱者小结。在我的临床实践中，我经常在那些为了省钱而不上专业歌唱课的业余摇滚歌手身上发现这种增生。他们中的一些人甚至声带上有许多淤青。如果这些脆弱的部位过于猛烈地撞击在一起，就会产生这种伤痕，就像你的小腿撞到床沿一样，造成内部血管受伤。

尽管声带容易受伤，人们的发声设备通常还是能支撑一场音乐会或一个卡拉 OK 之夜。但当声带的负担经常性过重时，发声就会变得很艰难。因此，教师、教育工作者或歌手通常不得不与器质性发声障碍做斗争。超级歌星进行世界巡回演出时，即使其声带训练有素，也好比一个发声方面的一个铁人三项。

对这种微小而敏感的器官施行手术应该是不得已才考虑的手段。因为即使是最出色的手术也会留下疤痕，可能会改变声音或使声带使用更难。任何在术后继续以同样方式唱歌、大喊或抽烟的人，最后都白忙一场。因此，目前为止，消除这种发声障碍或从一开始就预防它们发生的最有效方法是与语言治疗师或歌唱教师合作。同时还要考虑一下，没有香烟的生活是否可以接受，而且抽烟是否有意义。

器质性发声障碍有相对明确的症状，如水肿、息肉或结节。而功能性发声障碍的关键特征是，医生通常找不到蛛丝马迹，声音听起来却不正常。

这背后往往是由于，喉部众多微小肌肉和神经之间进行复杂的微调时出现了几乎无法察觉的错误，而它们反过来又无法和声带保持最佳的协调状态。具体出现了什么问题有时无法确定。从长远来看，缺乏微调会导致前面提到的器质性问题。这就是为什么功能性障碍通常最终会变成器质性障碍。（在我看来，导致发声问题的原因极其多样化，很少会单独属于两种类别中的一类。）

在日常生活中，你只能注意到自己的声音不对劲，于是我们又回到叫卖小贩的问题：运动过强型构音障碍的英语名称为muscle tension dysphonia（简单翻译为肌肉紧张性构音障碍），这很好地描述了病症的关键。呼吸肌和喉部肌肉过度紧张，以至于要产生相当悦耳的声音变得非常费力。但由于喉部的肌肉非常细小，大多数人甚至都没有注意到这种紧张，而对于声带而言，这种紧张程度无异于穿着 30 千克的消防员装备跳华尔兹。

不太常见的是与此反过来的病症：声带张力太小，被称为运动过弱型构音障碍。说话者声音轻柔、无力、单调。

紧张状态下的喉咙：什么才是正常的?

20 世纪 50 年代的女性都希望自己说话时像玛丽莲·梦露一样发音特别性感，她们可能不知道的是，梦露只是想掩饰自己的口吃。而今天，刺耳的声音被认为很酷，尽管它实际上表明说话者可能已经出现声带水肿。更别提气泡音（卡戴珊的油炸音）或升调演讲（每个句子听起来都像是一个问题）之类的发声模式。可能几乎没有人说话能够像理想状态一样好。这不算多糟糕，因为也不是每个人都有理想身材。

一些研究推测，多达 1/3 的人患有发声障碍，这听起来令人震惊。但事实上，并非每一个偏差都需要处理。如今，声音很大程度上取决于社会或个人身份的匹配性。只有当你的声音无法满足日常需求时才需要真正采取措施，例如，喊指令的体育老师可能比计算机技术人员对声音的需求更高。

如果你想更准确地了解自己的声音是否以及在何种程度上限制了你的表现，你可以在互联网上搜索“嗓音障碍指数量表”（VHI）。这也是一份原本用于医学诊断的问卷，但也可以帮助非医护人员进行自我评估。不过，VHI 相当长，总共包括 30 个关于声音的生理、功能和感情方面的问题。

一般来说，健康的声音在喊叫时应达到至少 90 分贝，相当于关门声、儿童尖叫声或一辆卡车驶过的声音。此外，你还应该能够一次性交谈 1.5 个小时而没有任何问题，如果有必要，一天可以如此进行多次。如果声带上已经形成结节、水肿或息肉——或者在压力情况下，这通常无法做到。

当我那时开始分析自己的叫卖小贩问题时，我第一次意识到 24 小时值班对我来说不仅意味着接连 24 小时工作，而且还意味着 24 小时不间断的谈话。无论是在病房、急诊室、走廊还是手术室，我总是必须或想要说点什么。正常工作日的这种长时间聊天本应该在下午 6 点结束，但值班还有夜班，所以我的说话仍在继续。

除了不间断的说话之外，还有无尽的疲倦、担架上骂骂咧咧的酒鬼、焦头烂额的同事和大口喘气的重症监护患者。我已经习惯了这种乱糟糟的场面，但它仍让人伤脑筋。因此每当需要连续值夜班，我在不知不觉中就会紧张 24 个小时。我的喉咙也是如此。压力和发声障碍之间的联系往往很清楚，就像我的情况一样：压力通常意味着大量的工作，而在许多职业中，大量的工作意味着一直使用声音。此外，压力与身体的紧张密切相关，因为我们的躯体仍然会给出战斗或逃跑反应。如果我们紧张，那么我们的喉咙也会紧张。或者说，紧张的主要是我们的喉部。

整个喉咙里有无数的肌肉和神经，基于此，像吞咽、说话或呼吸这样复杂的行为才能完全实现。里面还包含许多自主神经系统的神经束，用以控制心跳、消化和血压。当神经束处于警戒状态时，纤细的喉部肌肉也会自动绷紧。

如果是某种压力导致了滑稽的声音，就是所谓的心因性发音障碍。鉴于这些联系，我不认为压力下嗓子罢工仅是“心理问题”，而是完全正常的现象。不管是过去还是现在，可以再回顾前文的剑齿虎……而如今，这种发声障碍可以成为一个可靠的预警系统：如果你的声音需要休息，那么你的身心可能也需要休息。

了解喉部肌肉紧张的知识已经足够解决问题。虽然时至今日，我说话的声音依然很大，但自那时起，我开始有意识地让自己的喉咙稍稍休息一下，即便我还在不停说话，也没人会注意到这一点。当没人看的时候，我也会做出奇怪的打哈欠和咀嚼的动作来放松喉咙和下巴的肌肉。如果有时间去厕所，我会将小便和短暂的呼吸运动结合起来（同时进行），之后我就能以一种倍感放松的状态继续工作。

我的许多患者在了解问题本质后都有同样的收获。了解身体和喉咙紧张之间的联系打破了最初“我的声音有问题”的恐慌。而且它为自主缓解病痛开辟了许多非常简单的解决方案。事实上，那些感觉能通过自己的行为对疾病做出影响的发声障碍患者，此前遭受的抑郁、焦虑和压力比没有这种“自我效能感”的患者更少。明尼苏达大学的科学家最近证明了这一点，而我每天在诊所中也能体会到这一点。

基本上，自我效能感适用于几乎所有带有心理因素的疾病。

然而，对于发声障碍患者，产生这种重要感觉的方式特别容易，有时只需进行一些呼吸练习或放松练习，我将在第三部分向大家介绍这些内容。此外，与语言治疗师合作不仅对声音有好处，对心灵也有益。如果是非常特殊或顽固的发声问题，也可以另外去看一下语音矫正师（专门研究声音的医生）。

在极大的心理压力下，有的人真的会丧失语言能力。这被称为心因性失语症。似乎是一瞬间，患者最多只能发出一种没有音调的耳语，尽管其整个声带完全健康，也没有承受过度的张力。

最奇怪的是，患者还能大声清嗓子或大声咳嗽，也就是说，声带还能工作，只是无法再说话了。几年前，德国科隆跨年夜犯罪案件现场播出后，一半的德国人都在讨论，视频中在年轻女受害者身上诊断出的“分离性失语症”是否真的存在。答案是，存在。专家更喜欢称其为心因性失语症，它经常发生在极端压力或冲突的情况下，并且主要影响的是年轻女性。然而在现实中，这种现象较为罕见。在我的整个职业生涯中，还从未遇到过这种病例，我只认识一位患过这种疾病的同事。它显示了身体和心灵有时相互影响的极端情况。

从解剖角度来看，失语症患者在说话时根本无法闭合声带，因此无法发出任何声音。目前尚不清楚为什么在压力很大的情况下会恰巧发生这种状况，有可能因为喉咙太紧张。一些心理学家将失去声音解释为一种防御和压抑行为，以避免不得不表达出威胁的感觉。来自日本的研究人员认为，耳语能力也会让我们患上失语症。他们的假设是，我们的大脑使用特定的切换机制在耳语和说话之间来回切换，这种机制在心因性失语症中会被无意识地触发。

喉咙里有东西：球塞感

这不是犯罪小说的情节，而是一种非常普遍的喉咙里卡了丸子的感觉。医生称之为球塞感。它对女性的影响和对男性的大致相同，而且几乎所有人在这个肿块出现在喉咙里相当长的一段时间后才会去看耳鼻喉科医生。许多患者来问诊时会随身携带一个装满资料的文件夹，因为其他医生已经对所有的可能性进行了检查，但未找到任何结论。最终人们将其归结于心理原因。

B 女士也是如此，她最近来到我的诊所，说 4 个月来一直感觉有什么东西卡在喉咙里。压力是罪魁祸首，她很清楚这一点，因为情况总是在假期恢复。但保险起见，我还是查看了一下。顺着 B 女士的咽喉往下看，我发现她的喉咙周围有一层玻璃状且发红的黏膜——典型的胃酸过多并通过食道向上反入咽喉的症状，专业术语叫做反流。

黏膜受到胃酸严重侵袭并发生肿胀的患者，其咽喉的确会出现阻塞。球塞感不是幻觉。然而，像 B 女士一样的患者往往没有注意到自己的胃酸有问题。这种“无声反流”引发的球塞感通常被打上“心理因素”的烙印，而且发现时为时已晚。只有当喉咙已经严重发炎时，人们才会想到胃酸可能是罪魁祸首。

喉咙中卡住了丸子：真实还是幻象？

球塞感几乎总是有一个相对无害的发病源头。当然，心理也在其中发挥作用：研究中 96% 的球塞感患者表示，他们的症状在有压力的情况下会恶化。最新研究表明，喉咙异物感与各种精神障碍或有压力的生活事件之间存在明显的联系。这可能是由于在压力下，某种通常几乎不会干扰日常生活的感觉突然被过度感知。喉咙中的球塞感与耳鸣或眩晕几乎没有区别——当你想让它消失时，事情反而会变得更糟。

可惜反流没有喉咙里看不见的“压力丸子”那么奇特，因此 B 女士对这一发现没那么满意（“什么，不是因为压力？”）。尽管心存疑虑，她还是服用了我开具的质子泵抑制剂，这些药片可帮助阻止产生过多胃酸。6 周后，B 女士仍然感到压力，但在其他方面没有任何症状了。

不过，由反流引起的球塞感与心理压力也有间接联系——可能 B 女士也是这种情况。如果压力过大，压力激素皮质醇会麻痹消化系统，因此胃液更容易流向相反方向。当我向 B 女士解释这种联系并建议她避免处于长期压力状态下时，她终于感到满意。有些患者只是需要借医生之口休息一下。

球塞感的另一个幕后黑手是一块小小的被称为咽缩肌的喉部肌肉。它是一种非常情绪化的肌肉，当我们没有发泄出不良情绪，而是咽下悲伤、愤怒或恐惧时，就会用到它。几乎每个人都曾在非常情绪化的情况下以“喉咙打结”或“球塞感”的方式感受过咽缩肌的存在。如果它在不知不觉中一直都保持紧张状态，无法得到足够的休息，就会使人感觉有什么东西一直卡在了喉咙里。因此，语音矫正师也将球塞感称为“咽喉网球肘”。当人们在进食或饮水时，这种压力通常会消失，从中可以得出喉缩肌过紧是球塞感产生的原因。因为咀嚼和吞咽动作会影响整个喉部肌肉的运动。

即便如此，我还是不建议通过嚼口香糖来治疗，因为这种咀嚼动作太小，不太有针对性。充其量只会给下颌肌肉造成额外的压力，而下颌肌肉的作用就是为了可以在短时间内调动巨大的力量。因此，在这种情况下，数小时咀嚼口香糖只会适得其反，但除此之外也不会造成额外的影响。

一些声音诊所或语言治疗室提供拉伸和放松喉咙中紧张肌肉的训练，这值得一试，但可能会很痛苦。根据雅各布·利伯曼（Jacob Lieberman）的说法，最流行的技术是所谓的喉正骨疗法。从科学角度来看，我在正骨方面存有疑虑，但相信它的人可能已经通过利伯曼的按摩找到了治愈的方法。其他人也通过语言治疗方案取得了良好的恢复效果。

咳咳咳：清嗓子

我有一个非常要好的朋友。她对目标非常坚定，事业相当成功，而且总是抽出时间给我一些职业方面的建议。不过在某些情况下，她真的会让我发疯：我们坐在咖啡馆里，将巧克力蛋糕浸泡在我们的卡布奇诺咖啡中聊着天，一切都很棒——理论上来说。而实际上，她几乎每说一句就必须清一下嗓子，这使得我非常烦躁，经常差点扇她耳光。当它再次让我难以忍受时，我尽量随意地问她是不是喉咙有问题。她惊讶地看着我：

“没有，为什么这么问？”

“因为你总是不断清嗓子。”

“我没有清嗓子！”

“但，真的总是这样。”

她愤愤地说：“没有！”——然后清了清嗓子。

清嗓子是喉咙有压力时常见的且往往无意识的代偿动作。患者想用它来摆脱喉咙沙哑，但可惜，这只会让他们的同伴想要逃离。原理类似于咳嗽：你的体内产生一股强大的气流，以吹走真实存在的或仅是感觉到的异物。区别在于，这不是发生在肺部，而是在喉咙里。

当我的患者向我诉说清嗓子的问题时，往往很快就会用到“痰”这个词。像耳垢或鼻屎一样，痰液也不是特别受欢迎，但它是我们耳鼻喉科室极其重要的成员。它可帮助保护黏膜、运输垃圾或专门消灭病毒和细菌。为了保持健康，我们的喉咙必须保证分泌出足够的痰液，这通常不会带来任何问题。只有当痰液过多或过于黏稠时，我们才会注意到它。这种情况发生在黏膜受到刺激或怀疑遇到问题时，随后它会产生额外的过分黏稠的痰液。

在慢性鼻窦炎患者的喉咙中，这点尤为明显，因为发炎产生的鼻腔分泌物不断地向后流入咽喉（专业术语：上气道咳嗽综合征）。此外，这也常发生于过敏或声带压力过大时。当然，当我们因为过多地通过口呼吸或滥用鼻腔喷雾剂而导致黏膜变干时，也会出现这种情况。吸烟和胃酸腐蚀性的问候也会导致喉咙不断快速分泌痰液。老年人的喉咙里同样也有更多的痰液，因为体内常用来带走痰液的纤毛不再发挥正常功能。

那些喉咙里有强烈异物感的人，自然想摆脱不适，然后就会不断清嗓子。虽然这会暂时使人感觉更好一点，但它开始了一个恶性循环：当你清嗓子时，一股气流就像一阵席卷铁皮棚屋的热带气旋。作为一种灾难保护手段，黏膜便会产生更多的痰液。

听起来恶心，但事实是：吞下去总比清嗓子好，当然最好两者都不。有相关问题的人不妨让黏糊糊的液体留在原地，并尽快找出它在你喉咙里无法消除的原因。在此之前，有效方法是：多喝水以保持黏膜湿润，最好是温水或常温水，而不要喝咖啡、可乐或牛奶。很多人也发现吸吮东西有所帮助，但请不要口含桉属或薄荷醇产品，这只会更加刺激黏膜。鼠尾草糖果或温和的盐锭剂可以使喉咙放松。

除了想要不断清除痰液，还有像我朋友这样的情况：她既没有过敏，也没有鼻窦或胃酸的问题。她只是有着过于强烈的雄心壮志，比我认识的任何人都努力工作（我认为她还能与我会面已经很不错了），而且总是处于压力之下。随着时间的推移，我可以从她清嗓子的频率判断出她是在事业上又迎来了新的飞跃（每 20 秒一次），或者工作上的事情还算有条不紊地进行着（每 20 分钟一次）。

虽然对于在精神负荷超载情况下清嗓子并没有一个专业术语来表示，但这种情况确实存在，甚至是经常存在。原因之一是因压力而紧张的喉部肌肉。喉部肌肉因为过度劳累而疼痛的感觉并不舒服，这就是为什么人们多少会有意识地试图通过清嗓子来解决问题。但此时打一个大大的哈欠会好得多，它可以有效帮助放松肌肉。此外，我们的大脑和自主神经系统在压力状况下也会减少唾液分泌和流动。这是一种古老的战斗或逃跑机制，正如心悸、高血压和出汗一样。过少的唾液使喉咙发干，因此你会再次迫切地需要清清嗓子。

然而不仅是喉咙，大脑也试图通过清嗓子的方法来放松。这种心理技巧被称为移位行为，当我们夹在两种截然相反的感觉之间时，就会用到它。通过像清嗓子这样的习惯性动作，大脑会试图让人回到安全地带并争取更多迂回的时间。因此，谈判专家认为，清嗓子的人是在虚张声势：他们之所以感到压力，是因为一方面他们希望从谎言中获得好处，但另一方面他们又害怕暴露。

不论哪种形式的“心理清嗓”，危险之处在于，我们的大脑会将其永久存储为应对某些情况的自动反应。最后人们不再因为压力而清嗓子，而是出于习惯。因此，值得思考的是，清嗓子是否是你个人压力管理的一部分。如果是，你可以尝试养成一些无害的且不引人注目的习惯，例如将拇指和食指按在一起或抬抬大脚趾。这通常比清嗓子更容易被人接受且对健康无害。

顺便一提，当我和这位朋友上一次见面时（我们几乎一年没见了），她几乎不再清嗓子了。也许她发现了其他方法，也许是巧合，也许她只是变得更轻松了。这次我没再问，而是愉快地和她一起享用咖啡和蛋糕。

第三部分

急救箱

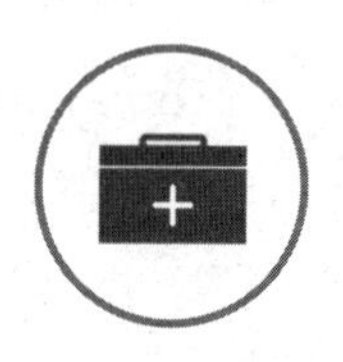

第 8 章

身体和心灵的健康

呼吸——不只是神秘主义者的指南

我能成功完成自己的医学学业，没有在中途被送进精神病院，这都得感谢“头巾沃尔克”。如今，无论何时何地，我都可以在很短的时间内放松下来，甚至不用喝红酒就能做到（后者也有效，但不是长久之计）。

我在第一学期结束的预试之前认识了他，那场可怕的期中考试让几乎所有准医生都濒临精神崩溃。头巾沃尔克喜欢研究和电脑相关的东西，即使是很短的距离也要骑车，而且——正如他的绰号——总是戴着头巾。此外，沃尔克还是一名瑜伽老师，并开设了一门大学体育课程，同在学习小组的一位同学在目睹了我一次极其猛烈的哭闹后，给我报名了该课程。

在第一堂瑜伽课（以及随后的每堂瑜伽课）中，沃尔克坐在蜡烛前的羊皮垫上，谈论“呼吸的力量”。不久后他开始唱颂，这时我就想逃跑了。但我留下了，而且我后面又来上课了。最后，每周一与沃尔克一起戴头巾的 90 分钟成了我当时相当悲惨的学生生涯中最美好的时刻。呼吸拯救了我！

是的，拯救我的是有意识的呼吸而不是瑜伽。在我看来，当今大多数瑜伽课所做的扭曲的动作只是为了掩盖瑜伽看起来过于无聊的本质：专注于呼吸。头巾沃尔克会说，瑜伽是为了让心灵安静下来。这恰巧是我们在有意识的呼吸过程中发生的事情。那些全神贯注于自己呼吸的人，根本就没有足够的脑容量来想笑面虎老板、没用的伴侣或世界上所有的罪恶。在呼吸练习中也几乎没有时间详细分析耳鸣、鼻塞和喉咙异物感。这一刻，人们终于摆脱了所有这些烦恼。

顺便一提，从那以后我就再没有上过瑜伽课了。一方面，因为我不喜欢（但不建议）运动后身体酸痛的感觉。另一方面，我明白了对我来说最重要的事情：你可以坐在烛光下的羊皮垫上诵念梵经，可以听嘻哈音乐倒立的同时吟唱圣音“唵”，但你也可以只是简单地去更频繁地深呼吸，在食堂队伍中、厕所里或其他任何地方，用一些呼吸训练来放松身心。

请不要误会我的意思，我认为瑜伽很棒（即使我做得从来都不算好）。但我想对所有同样做不好的人说：平静，也可以在没有倒立的情况下获得。

放松是最好的策略，在受到任何耳鼻喉疾病的恐怖袭击时，你可以以相对容易的方式使用这个策略。当然，每个人都想整天像佛陀一样潇洒地来来往往——要是真的那么简单就好了。压力似乎潜伏在我们生活的各个角落。本书中对于它的具体描述就出现了不下数次。

你不必逃避压力，只需要带点自我意识去面对它。我想说的正是字面意思：自我-意识，意思是去察觉情绪什么时候开始有了自主意识——压力往往就由此产生。例如，有些时刻觉得除了自己周围都是白痴，或者认为某些事情根本就不该存在（过敏、打鼾的丈夫、街边嘈杂的音响）。还有一句典型的抱怨："凭什么要这样对我！"

是时候深呼吸了，最好任选以下一种练习进行。然后冷静地分析，变得如此急躁有什么好处以及是否可能有替代方案（免疫疗法、单独睡觉的卧室、耳塞）。如果没有，别担心，也许世界上真的除了你全是白痴。最重要的是，这是你自己有意识的选择。

一开始就能及时识别这类情况还比较困难。所以我建议你选择一种呼吸练习，每天至少完整做一次，就像梳头或洗碗一样。最好将练习与日常生活结合起来，以免忘记。整个练习过程不一定很有趣，但你只需要这样做就好。最终你会发现呼吸不仅能让人平静，而且还让人能够思考解决方案，而不仅仅是关注问题。

基础练习：呼吸时我在做什么

简单、有效，让人变得放松的技巧是观察自己的呼吸。不妨定期停下问问自己：我现在的呼吸怎么样？它是又快又浅？还是深沉而平静？身心感觉是自由的还是紧绷的？请你尽量不要对其中任何一项进行好坏的判断，也不要尝试改变它。只需要注意它，仅此而已。

你可以在呼吸过程中先将手放在腹部，然后放在肋骨上。你感觉到了怎样的起伏频率？小的？大的？慢的？急的？在吸气时思考“吸”，在呼气时思考“呼”，对我来说也有所帮助。它可以防止我练习时在脑海中浏览购物清单。

整件事情是如此简单，以至于你一开始可能会抵触它。训练一定是具有挑战性的事情，不妨将克服这种抵触情绪也视为挑战。然后你会发现，安静下来有时也很容易。

不雅，但有效：打哈欠

频繁地打哈欠被认为是一种不礼貌的行为，但它是最自然的放松方式。除此之外，研究人员仍然无法明确得知，我们为什么会打哈欠以及它为什么如此具有传染性。每当他们认为自己找到了打哈欠的最终解释时，总会有其他研究者证明情况并非如此：打哈欠既不会让人清醒，也不是长期以来认为的大脑缺氧的迹象。到目前为止仍未被推翻的是一个怪异的观点是，打哈欠可以冷却大脑。

当你打哈欠时，吸气和呼气会变得剧烈。此外，下颌肌肉和喉部肌肉也得到了拉伸。两者都可以缓解紧张情绪，特别适合在压力大时出现神经功能失调，并因此只能短浅呼吸或不自觉地咬紧牙关的人。

此外，为了放松而根据指令打哈欠是比较容易的。或许在此阅读这几行文字或想象一个打哈欠的人就足够了。一种有效的动作是，在紧闭的嘴里强烈地移动自己的舌头。划过牙齿的内侧和外侧，扫过上腭，尤其是口底。然后尽你所能打个超出平时 3～5 倍威力的哈欠。

万能方法：噘嘴呼吸法

看起来我给这个练习想了个愚蠢的名字，但也想不出更好的名字——除了“肥皂泡”就是“吹热汤”。毕竟，这个练习是通过嘴巴呼气，就好像你想吹出特别漂亮的肥皂泡或小心翼翼地将勺子里的热汤吹凉。请你通过微噘的嘴唇有意识地控制呼气。你也可以发出“呼”的声音。

这个练习被专家推荐用于治疗急性呼吸急促。该疾病往往不是由于吸气太少，而是由于呼气太少。通过缓慢地、有意识地呼气以更好地排空肺部，因此更多新鲜的、富含氧气的空气会再次进入肺部。噘嘴呼吸法能够帮助那些患有支气管炎、过敏和哮喘的人呼吸顺畅。此外，它也是一个非常有效的压力杀手（有时当人们感到压力过大时，也无法呼吸）。它还有助于对抗剧烈的暂时性疼痛，比如在脱毛或文身时。对于缓解身体刺痛它也有奇迹般的效果。

为了能在关键时刻快速回忆起这个练习，你应该定期训练，而不应在总是觉得喘不过气时才想起来做。

阶段式呼吸：升降梯

此练习在躺下时效果最佳，比如在刚醒来或入睡前，但在站立或坐直时也有效。练习全程通过鼻子呼气和吸气，每次呼和吸的过程都分为三个阶段，所以要确保你能很好地控制呼气量和吸气量。

1. 用鼻子吸气。跟随你的呼吸，直到感觉空气到达你的锁骨。让它在此停留一下。
2. 继续吸气，直到感觉空气到达你的下胸腔。感受你的胸部扩张。暂时屏住呼吸。
3. 继续吸气，直到感觉空气抵达肚脐下方。注意你的外侧腹壁是如何隆起。屏住呼吸片刻。
4. 现在，你才开始第一次呼气——而且只呼到下肋骨。腹壁下沉，再次短暂地屏住呼吸。游戏现在开始反向进行。
5. 继续呼气至锁骨下方，胸部收缩。屏住呼吸。
6. 最后，呼出剩余的气息。

然后通过鼻子深深吸气，通过嘴巴呼气，连续不间断地进行几次。整个过程最好重复3～5次，或者做到你不想再做为止。在练习过程中，我总是把呼吸想象成一个升降梯，它会在锁骨、下胸腔和腹部这三个楼层短暂停留。

对于有训练经验的人：交替呼吸法

在“头巾沃尔克”教给我们的所有内容中，这是我最喜欢的练习。我甚至还能记得那个听起来很有异国情调的梵文原名：Nadi Shodhana。在练习过程中，你需要高度集中注意力，所以这个练习的效果就像一个小小的冥想。无论如何，练习时想要同时考虑纳税申报表的问题几乎是不可能的。

1. 最好坐直，采用其他姿势也可以。闭眼练习更容易。
2. 通过两个鼻孔深深吸气，然后用拇指按住右鼻孔，只通过左鼻孔呼气。数到 4。
3. 现在只通过左鼻孔吸气并数到 4。
4. 然后用食指按住左鼻孔。你现在大概已经捏住了鼻子——屏住呼吸。再数到 4。
5. 现在松开拇指，只通过右鼻孔呼气，数到 4。再次用右鼻孔吸气，同样数到 4。
6. 然后再次捏住两个鼻孔保持屏息。以此类推。

简而言之：左侧呼气，左侧吸气，屏息；右侧呼气，右侧吸气，屏息；左侧呼气，左侧吸气，屏息……每次都坚持数到 4。

对于大多数人来说，数到 4 是比较舒服的状态。你可以从数到 3 开始，也可以从数到 6 开始。一旦这个练习对你来说比较容易进行了，就可逐步延长呼气的时间。最终呼气的时间最好是吸气的 2 倍，比如呼气时数到 8，吸气时只数到 4。之后，你也可以逐渐将屏息时间延长 1 倍。

我最爱的合唱团：声音健身房

当你完整进行一套呼吸练习后，感觉完全放松时，就是再做一些声音练习的最佳时机。这不是为了改变自己的声音，而是为了训练声音意识，从而预防发声障碍。

声音训练就像为马拉松做准备。要想达到目标，必须定期完成适度的阶段性练习，而不是每三周耗尽精力完成任务。如果你经常发言，或者随着年龄的增长发现自己的声音在某种程度上缺乏力量，就要重视声音练习了。因为随着年龄的增长，逐渐松弛的不仅有臀部和大腿肌肉，还有我们声带的肌肉和结缔组织。声音变得微弱，有时沙哑，看起来是一个完全正常的发展过程，但你不应袖手旁观。以下练习也是一种针对声带的“抗皱霜”。

热身运动：姿势，哼唱，叹气

上一节的每一个呼吸练习和放松练习也间接成为对声音的一种热身练习。我们已经知道：声音表现情绪，反之亦然。那些感到压力、愤怒或紧张的人，无法正常说话或唱歌。请你有意识地皱起眉头，然后尝试唱自己最喜欢的歌曲，或者想象自己友好地向新同事做自我介绍。很困难，不是吗？所以最好的热身是放松。深呼吸，将空气吸至你的腹部，转动你的肩膀、头部，还可以转动你的骨盆。随后摆好姿势。这种姿势不仅对声音有好处，而且可以立即振奋精神。不妨留意一下，当你弯腰耸肩，低着脑袋盯着笔记本电脑时是什么感觉，以及当你挺直背部、微抬下巴并将肩膀向后以及向下伸展时，感觉又有何变化。在笔直的姿势下，心情几乎不会很糟糕。

两个画面能帮助你挺直：可以想象你头顶上有一根看不见的线，它把你像木偶一样提起来；或者想象所有的墙壁、天花板和地板都是磁性的，它们将你的身体向四面八方拉扯。此外，我强烈反对"挺胸，收腹"的姿势。放松的腹部对于呼吸和声音都非常重要。任何出于虚荣心而一直保持腹部收紧或吸气受限的人，只会让自己的声音变得虚弱无力。

要让声带热身，以自然的音调闭嘴哼唱是一个好方法，运用你的自然音调——在完全轻松的对话中或计数中自动产生的音调。闭嘴哼唱就像对声带的一种按摩，也是瑜伽课上"唵"的秘诀。不是唱，而是哼。

可惜，一般人并不知道这一点，因此"唵"时刻总让我感到非常尴尬。我练习瑜伽的日子已经过去了很长时间，却仍能清楚地记得那种自我尴尬和替他人尴尬的场景：20 个人拼命地试图唱一首灵魂圣歌，但变形的声音听起来像蚯蚓一样扭曲。只有沃尔克能像异国僧侣一样自如地歌唱。最后可能他也忍受不了了，向我们解释如何唱颂"唵"。

不仅针对瑜伽士：如何自然地唱颂“唵”

开始时，用你的自然音调哼唱，先是轻声，然后再大一点。如果这样哼唱时没有“颤动”，试着在想象中把振动从喉咙引向胸腔，大概在心脏和锁骨之间。当你在这一阶段也能“稳定”地哼唱时，请你张开嘴巴——继续哼唱，不是大声歌唱，让唇形缓慢地在 A-U-M 之间流动。这听起来像“唵”，但效果比唱 O-M 要饱满得多。

除了哼唱外，多打哈欠和叹息也是对声音的有效热身。两者都能放松呼吸肌和喉部肌肉。当你叹气时，也是在进行一段从高到低的音列训练。请注意叹气时的音调是如何变化的。它的一种变体为“咬唇叹气”，你可以借此感觉门牙下的嘴唇是如何振动的。

训练“内在的”声音：气息支持和横膈膜

原则上，最佳发声的路径有两种。一种来自上方，通过嘴巴和下颌的共鸣腔；另一种来自下方，通过腹部和呼吸。后者经常被语言训练师和歌唱老师称为所谓的气息支持。然而，我认为这个词具有很强的误导性。当我第一次听到它时，我想象的是自己胸前有一块垫板，随后我的头前面也有了一块。突然间我就唱不下去了，尽管气息支持这一说法本应该产生相反的效果。

多年以后，当我从孩子的生日聚会上接回我的女儿时，我对此才有了一个更合理的想象。一群小孩子发现，充气的气球不打结，而是把它的开口再反复拉扯，让空气慢慢地逸出，并发出高频刺耳的吱吱声，这样会有趣得多。

气息支持的工作原理也是如此：人们在说话或唱歌时少量呼气，正如气球开口处的微小间隙，可以防止所有空气一起排出，气息支持会小心地减缓呼气速度，从而产生更饱满的音调。然而，这种制动力或支撑力不是源于你的脖子，而是来自更深的地方，即胸部和腹部。

在健身术语中被称为“核心”的肌群都参与其中，即身体中段的大小肌肉——如此，你实际上在普拉提课上也训练了自己的声音。此外，横膈膜在决定你的声音力量方面也起着关键作用。它是位于肺部下方的横向肌肉层，对呼吸极其重要，在日常生活中却常常被忽视。只有瑜伽老师或歌唱老师才会更深入地关注这种肌肉。因此训练横膈膜有双重作用：它们有助于正确的呼吸，还能缓解神经连接紧密而导致的喉咙紧张。

一种训练横膈膜的极佳方式被语言训练师称为“呼吸投掷”。请你将一只手放在肚脐上方，用嘴巴短促、快速地呼气，并以这种方式将腹壁明显内收，通过放在腹部的手来感知。可以想象一个呼气时被压平的风箱。你不需要考虑吸气的问题，在这个练习中，呼和吸完全能够自动运转。

如果这样做的效果很好，可以尝试其他变体练习，比如模仿蒸汽火车鸣笛的“呜呜”或狗叫声“汪汪”。这种“爆破性”

的声音能特别有效地训练横膈膜的功能。你也可以尝试“Ksh-Ksh”，用它在脑海中吓跑几只鸽子，或者你也可以自己在脑海里搜寻类似的声音和形象。重要的是，你的腹部每次都要猛地向内拉，并且保持颈部区域放松。练习中途需要休息一下，否则这种不寻常的换气方法可能会让你头晕目眩。

用发声代替嘶喊：扩大共鸣腔练习

保持声音健康的第二种方法是让它更有共鸣。那些努力想要被听到的人经常犯的错误是，他只是大声说话甚至是大喊大叫——这会导致声音嘶哑，出现结节和息肉。强有力的声音的秘诀不仅在于你从身体里挤出来的分贝数，最重要的是说话时声音应尽可能洪亮。为此，你需要学会使用人体的自然共鸣腔，尤其是口腔和喉腔。共鸣腔越大，声音越有力。这就是为什么低音提琴听起来与小提琴不同。

你可以养成清晰说话的习惯，来扩大你声音的共鸣腔。不用担心尴尬，通常只有说话者自己感觉夸张，其他人则会很高兴，终于有人把牙齿和舌头分开了。

这样说话的前提是放松的下颌关节。为此，你可以从太阳穴开始，轻柔地向下抚摸按压，按摩下颌肌肉。同时，让你的下颌保持松弛下沉的状态。此外，你还应该尝试“呀”练习：拿起手中的镜子，看着自己说“呀”。大多数人都会不自觉把嘴角扯出一种大大的笑容。如果你也是其中一员，可能会注意到自己的下巴现在比以前更紧张了。因此，请你尝试在说“呀”

时把下巴往下拉扯，就好像你不得不对医生说“呀——”。

咀嚼练习不用镜子，而且为免尴尬最好独身进行。首先，取一块面包或其他糕点，开始时只需慢慢地用大幅度动作，张大嘴巴咀嚼。不要试图用力咬紧，只是将食物在嘴里来回推动，下巴移动幅度越大越好。其次，一边咀嚼，一边发出 mjom、mjaom、njom、mjum 之类的声音，无论这些声音让你不自觉地想到什么，它们听起来应深沉、单调以及带有鼻音。出现鼻音表明你的下巴已经很放松了。一开始可以咀嚼一些可食用的东西帮助练习，后期光靠想象食物就足够了。

你或许可能听说过咬木塞说话。这是电视节目主持人或广播节目主持人职业初期的家庭作业之一，歌手也经常用它练习。这项练习的主要目的是清晰地发音，这会自动减轻你嗓子的压力，因为其他人可以更好地理解你的话，而你也不需要为此说得更大声。

取一段简短的文字，例如本书的任意一页，然后大声朗读一遍。随后在上下门牙之间放一个天然软木塞（塑料软塞可能会太硬），再读一遍相同的文字，想象听众不会注意到你嘴里有软木塞。然后第三遍阅读文本，这一次没有软木塞。观察其中的差异，最好录下来不断回放给自己听。

直接的前后对比能够增强你对发音的认知。如想进行强化训练，只需用软木塞阅读一篇文章。如果你手边没有软木塞，也可以将两根手指放在牙齿之间。最后你只需想象一个软木塞来练习，以让声音更加饱满。

软木塞练习其实是鹅卵石的现代版，据说古希腊演说家德摩斯梯尼就是把鹅卵石放进嘴里来训练自己的声音。与其像古希腊人那样在汹涌的海浪面前说话，我更推荐“大声点”练习。这能训练你在保持自然音调的同时，“调大”音量。许多人想要强调自己的声音时，声音并没有变得更大，而是变得更加尖锐。这会给声带造成压力——还有听众的耳朵。

请你放松地站立，伸展双臂，将右手掌心向上放在左手掌心上。现在开始请你用舒服的音调哼唱。然后慢慢抬起你的上臂，同时增加音量，仿佛你正在将调音台的音量控制器向上推一样，但音调保持不变。然后声音逐渐变小，手臂向下。通过这个练习你会发现，你的音调实际上没有改变。重复这项练习并尝试以“V”和“Moooh”的发音进行相同的操作。

几乎所有做这项练习的测试对象都会随着音量变大自动抬高音调。开始时你必须努力集中注意力才能保持住自然音调。但是如果你经常练习，最终不会再分神想它。

拉伸运动：声音保健

声音保健就像运动后的拉伸：每个人都知道怎么做，每个人都知道应该这样做——但几乎没有人这样做。如果你不知道什么对你的声音有好处，那么不妨看下这10条最重要的规则：

1. 戒烟。
2. 多喝水，而不是酒。

3. 更频繁地吮吸食物，但不加糖。

4. 不要一直吃太辣或太热的食物。

5. 喝完咖啡、茶或可乐后，咽下一小口水以冲洗口腔。

6. 早起用哼唱来给你的声音热身。

7. 停止清嗓子。

8. 停止耳语。

9. 保持放松——从各个方面。

10. 不要只是阅读这些规则，而是要遵守它们。

什么？耳朵也需要保养

噪音使人生病并使人的听力老化。这句话几乎每个人都知道。但是，很少有人了解它的具体含义。因此，德国科学家几年前花费近千万欧元进行了一项研究，主题是噪音对人类健康的影响。该研究主要关注当今三大噪音制造者：公路、铁路和机场。

在那之前，没有任何研究包含了这么多不同的参数并能获得如此精确的数据。你可以通过在网上搜索关键词“NORAH 研究”找到有趣且丰富的结果，NORAH 的全称是：Noise-related Annoyance, Cognition and Health（与噪音相关的烦恼、认知和健康）。

我只想向大家介绍其中一个结果，因为它甚至让研究者自己都感到惊讶：他们中没有人预料到交通噪音和抑郁症之间存在如此紧密的联系。就飞机噪音而言，噪音级每增加 10 分贝，患抑郁症的风险就会增加 8.9%。道路噪音为每 10 分贝增加 4.1%，铁路噪音为 3.9%。以上三种类型的噪音，使人患上抑郁症的风险都远高于中风或心脏病发作的风险。简而言之，如果你照顾好你的听力，就是在照顾你的心理健康。

耳机对耳朵有害吗

不幸的是，无数人由于工作已经持续暴露在有害噪音中：空乘人员、教育工作者、调酒侍者或建筑工人。噪音性听力损失是当今常见的职业病之一。住在机动车主干道或机场的进场航路边上的人可能也需要保护耳朵。而剩下的人却在无意识中，比如在日常通勤或慢跑时常戴耳机而弄坏了耳朵，而且对许多人来说，耳机已经成了乘火车旅行或锻炼不可或缺的一部分。

总是戴着耳机曾经是青春期的一个典型标志。当我还在上学时，学校里常举办有关于耳机主题的家长会。自从播客流行起来，而且人们担心把手机放在大脑旁边会带来辐射后，几乎每个人都戴着耳机到处晃荡。仿佛这样做就不会给我们的耳朵带来影响。

与普遍的看法相反，用耳机听音乐所带来的伤害并不比用扬声器大。归根结底在于持续时间和音量。85 分贝或更高的噪音级被认为是有害的，这大致相当于车水马龙的街道或一台吸尘器的噪音。人们暴露在这种噪音中的时间越长，后果就越糟。顺便说一句，噪音是通过入耳式耳机还是头戴式耳机进入耳朵都不重要。

不过，二者都会诱使你将音量提高到会受伤的范畴。首先，不适来得不会那么快，其次，耳朵习惯了这种噪音级，因此它之后想要的会更多。像瘾君子一样，人们必须不断增加剂量才能获得听力刺激。此外，入耳式耳机通常用于本身已经很嘈杂的地方，所以声音必须首先淹没街道或其他噪音。

当太多噪音进入耳朵时会发生什么？你可以想象成一场风暴席卷麦田并且压平了麦秆。内耳的毛细胞的遭遇同样如此。噪音风暴过后，这些毛细胞通常会重新竖起来，但有些毛细胞会受到永久性破坏——最终听力状况更糟。

良好听力的 5 条准则

你不会马上感觉到太多噪音带来的影响。但等它真的来了，一切就太晚了。这就像刷牙：如果你偶尔忘记刷牙，不会马上患龋齿，但如果你经常不刷牙，你早晚会有龋齿。因此，我建议大家从一开始就和保护牙齿一样有意识地保护自己的听力。以下是最重要的 5 条准则：

1. 耳机音量控制在绿色区域：制造商的警告是合理的，请你遵守。如果你觉得这很困难，不妨尝试降噪耳机。这些高科技设备通过自己产生一种抗噪音来抵消传入的声音，从而使环境噪音变低。这种系统被称为主动降噪（ANC 或 ANR），它们对低频的协调能力尤佳，因此主要帮助消除飞机、火车或主干道路上的噪音级。许多产品甚至不用听音乐就能隔绝外部噪音，让人感觉自己就像被包裹在棉花里一样。但常规产品仍无法阻隔办公室邻桌一直在打电话的声音，而一定程度上适合这种场景的设备则要花费数百欧元。旧的或非常便宜的机型有时会带来比实际噪音更让人疯狂的噪音。在购买这些设备之前，你一定要试戴一下。

2. 日常生活中的噪音防护：如果你的预算有限，隔音耳罩可能更有帮助。这些一般来说是建筑工地常用的耳机，它不仅可以使手提钻瞬间静音，也能让烦人的同事安静。人们既不需要电池也不需要应用程序就能获得安静，而且现在有些耳罩甚至拥有漂亮的外形设计。此外，还能在耳罩里戴无线耳机。成本仅需 15～50 欧元。唯一的缺点是，因为耳罩以高度密封耳朵的方式防止噪音，所以它们会将相应的压力压在太阳穴上，这可能使得佩戴体验不舒服，尤其是对于戴眼镜的人来说。

3. 耳朵内部的噪音保护：在听嘈杂的音乐现场时可以将消音装置放在耳朵里，即使它只是一张揉在一起的皱巴巴的卫生纸。虽然在摇滚音乐会上堵住耳朵会让人觉得没那么酷。不过，听力损失就更不酷了。你可以购买专门为此设计的耳塞，它只会稍微影响音乐上的享受。你可以从听力保健专业人士那里获得这种产品，成本约为 10 欧元，定制产品则需 100 欧元。

4. 千里之堤，溃于蚁穴：请你在家时不要同时打开洗碗机、烘干机和收音机。为安静的设备多花几欧元是值得的，这些设备通常也更节能（显然制造商认为环保人士对自己的耳朵也会更好）。割草时用耳塞或时尚的耳罩会让人更愉悦，这同样适用于使用钻机、圆锯或电动绿篱机时。

5. 力量源于休息：这句话也完全适用于耳朵。就像腿部肌肉在登山远足后需要修养一样，你的听力在经过严重负荷后也需要休息一下，以重获健康。因此，在长途飞行或酒吧之夜后，请你最好休息 8～10 小时：简单的睡眠、阅读或在客厅做运动都可以。在安静中，毛细胞可以得到恢复，这样它们就可以继续将所有的声音传递给大脑。而在日常生活中，你不必担心自己的耳朵会受到噪音（普通音量）的影响。即使是邻居家不间断的电视杂音，通常也不会伤害到你的耳朵——最多是伤害你敏感的神经。如果你把这些建议放在心上，你可能很快就会面临另一个问题——为了保护耳朵，你不得不从一堆形式各异的——通常至少是 6 种不同的耳塞款式中选择适合自己的耳塞。有的是由硅胶、蜡、塑料或特殊泡沫制成的耳塞；还有非常简朴的，或者鱼鳞状的、带有特殊过滤器的、带有挂绳的荧光色的耳塞。

遗憾的是，我没能为这本书找到一项科学研究，以调查哪种噪音防护塞是耳塞界的保时捷。或许是因为每只耳朵都像它的主人一样有个性。所以别无他法，你只能自己去寻找适合自己的耳塞。不过在这一点上，我仍可分享一些关于耳塞的个人主观小知识。耳塞通过分为非入耳式耳塞和入耳式耳塞。前者包括周围包裹了棉絮的经典肤色蜡丸，以及颜色通常非常鲜艳的小硅球，看起来有点像橡皮泥。名字说明了一切：非入耳式耳塞被卷成一个球，放在外耳道前，在那里形成一扇隔音门。而入耳式耳塞直接被推入外耳道里，因此它们通常是圆锥形的，并由泡沫制成，你可以事先将其压缩以顺利塞入外耳道，然后其在外耳道内会再次膨胀并实现密封。鱼鳞状入耳式耳塞通常由软塑料制成，不需要做太多准备就可以直接塞入耳朵。

理论上来说，非入耳式耳塞应该是更好的选择，因为脆弱的外耳道可以免受异物的影响，而且耳垢能停留在原处。然而，我在实践中发现，很少有人因为入耳式耳塞而真正出现问题。最常出现的是，用太硬或边缘尖锐的鱼鳞状耳塞刮伤外耳道内的皮肤。但鱼鳞状耳塞独一无二的优势在于，它们真的能“关闭”耳朵，而且紧紧贴合。在外耳道前放置蜡丸或硅胶球往往无法达到你的预期效果，而且它们总是会从耳朵里掉出来（除非你把蜡球推到耳朵深处，这样它就成了一个入耳式耳塞）。

就我个人而言，圆锥形泡沫入耳式耳塞是一个折中选项。不过，基本上任何种类的耳塞都不太会出错，其优点远远超过了可能出现的缺点。没有什么比耳塞能更直接地帮助对抗喋喋不休者、打鼾者和其他施加压力给耳朵或神经的东西了。

渐进性听力损失及其应对措施

承受负荷的耳朵最初只是悄悄地、秘密地、小声地拒绝工作。如果缺少一个频率，人们就无法理解那部分的内容。但人们仍然可以听到很多内容，原因在于大脑会对缺失的信息进行补充。起初，有听力损失的人最多只是注意到，自己在嘈杂的环境中难以理解跟自己交谈的另一方。但随着毛细胞的敏感度继续下降，这种渐进式的听力损失越往后发展，与已损失频率相邻的频率受到的影响就会越大。

如果你对刚开始出现的听力损失无所作为，大脑中负责听觉的神经细胞就无法再受到足够的刺激。这些没有得到充分利用的神经元会逐渐失去与邻近细胞的联系，听力继续恶化。大脑得到的输入随之更少。最终，它根本不知道如何从无用的环境噪音中区分出有用的信息。它拼命地试图在这种混乱的喋喋不休的声音场景中识别出有意义的内容，这导致大脑达到其性能极限的频次越来越多。最终，听力不好的人通常无法再很好地集中注意力，更容易变得疲劳或畏缩，生活质量也急剧下降。

不幸的是，出现听力问题的人往往不去寻求听力方面的帮助，而是干脆什么都不做。根据德国听力障碍协会的计算，在 2018 年底，超过 1/5 的 14 岁以上德国人至少有轻微的听力损失，人数几乎达到 1600 万。然而，在这个国家，使用助听器的只有 200 万人。这意味着超过 1000 万的德国人正在浪费他们的脑力去破译声音碎片，而不是钻研氢气发动机或创造出下一个谷歌。

如果你长期拒绝给予自己的大脑正常的听觉体验，那就是在以一种痛苦的方式让它饿死：你的精神状况甚至可能退化到痴呆的程度。众多研究表明，不使用助听器的听障人士的认知能力明显下降。而佩戴助听器的人，认知能力与听力正常的人没有明显差异。因此，我必须再三强调：助听器不会让你变老，而是让你保持年轻和聪明！

然而，许多患者只有在他们实在无法再回避问题的时候才找我谈论这个话题——实际上已经太晚了。他们害怕因这种装置被污名化或自己从此被看作残疾人。佩戴助听器的人被看作“老年人”或“残疾人”？这些都是无稽之谈。此外，如今的大部分助听器都不再是那种厚方块，部分产品只有花生粒般大小，它们还能与电视、电话或音响连接。现代助听器还能判断你是坐在嘈杂的酒吧还是音乐厅，并能相应地调整其功能。在未来，它们能做到的或许更多。一旦能和互联网相连，就可以翻译外语、查看德甲联赛结果或帮你叫出租车。

我非常希望，助听器有一天能像眼镜一样司空见惯：成为一种能自如佩戴的炫酷配件，而不是为此感到羞耻。要想做到这一点，首先你应诚实地问自己，是否需要一个助听器。

快速测试：你的听力怎么样？

1. 你是否觉得周围许多人都在喃喃自语或说话不清？
2. 你是否发觉在嘈杂的环境中自己很难跟得上别人的对话？
3. 你是否曾经漏听门铃或电话？
4. 你是否经常需要让你的对话者重复他们所说的话？
5. 你是否觉得长时间的谈话令你很疲惫？
6. 你周围的人是否经常抱怨你把收音机或电视的声音开得太大？
7. 你是否总是需要把电话的音量调到最大？

如果你对其中至少 4 个问题的回答是肯定的，则应该与你的耳鼻喉科医生讨论一下这个问题。你可能需要一个助听器，或者也可能只是耳道里有太多耳垢。

此外，也有专门为耳鸣患者准备的助听器，其中包括掩蔽器或噪音器。掩蔽器试图用更大的第二种声音来掩蔽耳朵的噪音，噪音器则会产生一种背景噪音，以使耳鸣的噪音没那么令人不安。这些技术对部分患者有所帮助，但其效果还没有得到充分的科学证明。

为耳鸣新人提供的紧急演习

对于刚被诊断为耳鸣的人，我想在此介绍一个小练习，它虽然不能驱除噪音，但有助于克服和它相关的初次打击。练习的主要内容是，了解耳鸣并对其分类。最好在一个安静的自然环境中进行该练习，如花园、公园或森林中。

请你闭上眼睛，做一些耳鸣患者一直被建议不要做的事情：仔细聆听。这种噪音在你的耳朵里听起来到底是什么样子？它是口哨声、唧唧声、嗡嗡声、嘶嘶声还是隆隆声？请尽量找出能准确描述它的词语。最好为这种声音想象出一个贴切的形象："我的耳鸣听起来像……瀑布、老电视机、茶壶里的水烧开……"一旦你以这种方式描述并分类了声音，只需要让它待在一旁，不必再想。

现在，把注意力转向环境中其他不同的声音：你也许听到……远处的高速公路？……林中的风？……玩耍的孩子？它听起来像什么？你怎么能准确定义这些声音呢？你有没有可能在这个地方听到一些你从未听过的声音？会是什么呢？它来自哪里？这个练习的目的在于让人清楚地认识到，耳鸣只是无数声音中的一种，只不过在自认为的安静环境中也能听到而已。你越是注意一个声音，就越能强烈地感知它的存在。

还有一个应急措施帮助了许多患者，即渐进式肌肉放松法。这种方法大约在100年前由美国医生埃德蒙·雅各布森（Edmund Jacobson）发明，已经被证明有助于对抗焦虑和紧张。最大的优势是，它非常容易自学和应用。你可以在互联网上搜索关键词“雅各布森的渐进式肌肉放松法”，就能找到许多简单的指导说明，更能立即开始练习。即使没有耳鸣，学习这种方法也能帮你应对日常生活中的失衡情况。

第 9 章

有哪些应用程序

从耳鸣到打鼾：数不清的耳鼻喉应用程序

当我为了这一章节内容浏览手机应用程序商店时，偶然发现了一个很有意思的应用程序：Is it dark outside?（外面天黑了吗？）。这个名字就描述了这个程序。该程序仅提供了这个问题的答案（是 / 否）——仅此而已。你可能认为这很愚蠢，但另一方面，这个程序非常清楚地显示了，应用程序应该做到什么（简单），应用程序不应该做什么（毫无意义）。如今市场上几乎所有有关耳鼻喉的应用程序都在这两个极端之间游走。针对这一点，本章提供了一些有关是否有必要下载的提示。

用最喜欢的音乐对抗耳鸣

Tinnitracks（耳鸣轨迹）这个应用程序旨在实现任何药物都无法实现的目标：缓解耳鸣。对于这样一个小小的程序而言，这是一个很重大的承诺。毕竟这种疗法只需你每天通过耳机听1.5 小时自己最喜欢的歌曲。

但它背后的原理绝不简单，该程序利用陷波滤波器（Notch-Filter，英语专业术语 notch 的意思是缺口）从音乐中计算出患者耳鸣的频率，此时音乐的频谱中会产生一种缺口。通过加工过的音乐，大脑中“健康”的神经细胞会受到更强烈的刺激。同时，产生耳鸣的神经细胞也会受到抑制。

在使用该应用前，你必须由专业人士确定自己耳鸣的确切频率。最好由医生来进行，因为许多医疗保险公司对于该项目的费用每个月承担约 20 欧元。不过，只有当你耳朵里的声音一直保持不变时，这个应用才是有效的，显然这并不适用于所有耳鸣患者的情况。

起初我对这个应用程序持非常怀疑的态度，我的许多同事现在仍然如此。关于该程序效果的科学研究数据，委婉地说，很少，这就是为什么专业协会也不推荐使用该程序。此外，许多人从本质上怀疑这种“神经疗法”的效果。如果你每天用1.5 小时听音乐放松，会直接降低你的压力水平，这也会减少耳鸣的感觉——无论是否存在过滤器。

这是否表示一定应该反对该应用程序呢？如果它让人们经常用自己喜欢的音乐来放松，而这对他们也有帮助，那也不失为一个好主意。这个小小的程序是任何人都能在不依赖医生或治疗师的情况下的简单自助手段。针对某些在特定医疗保险公司投保的人，Tinnitracks 还额外提供一种小型的在线心理治疗。这虽然不能取代真正的治疗师，但对于那些无论如何也不想去看“心灵修理员”的人来说，这绝对比什么都不做要好。

现在，我在开处方时会写上这个应用程序，并告诉我的患者，虽不能指望它创造奇迹，但值得一试。一位 80 多岁的退休者最近告诉我，他甚至在这个治疗期间开心地跳起了舞。他对此似乎非常满意，目前为止，所有其他患者也都非常满意——不管出于何种原因。

同样值得一试的还有 Kalmeda（卡梅达）。该应用程序提供了一个专门为耳鸣患者量身定做的程序，融合了信息、放松和认知行为疗法等元素。它所产生的费用由德国国家法定医疗保险报销。

花粉浓度应用程序：本来很好，但是……

花粉浓度应用程序似乎多得跟花粉一样。医疗保险公司、制药公司、基金会和政府——几乎所有处理过敏问题的机构都提供了一个相关的应用程序。所有程序我基本上都会推荐，根据花粉警报做好心理准备或备好药物是非常有帮助的。总体而言，这些应用程序彼此差异不大。由于大多数都是免费的，因此不值得为此额外花钱。可惜它们几乎都有一个根本性的问题。

责任不在应用程序开发人员，而是在于德国收集花粉浓度数据的种类和方式。在大多数测量站里，这依然是一个人工程序：许多医院或政府的楼顶上安装了布卡德（Burkard）孢子花粉采样器，其中有特殊的塑料试纸，能粘住花粉。每隔几天就会有人更换试纸条，并对捕获的花粉进行分析。其结果丰富了花粉预测的各种统计数据。

遗憾的是，这种预测总是只能解读过去。虽然花粉或股价在未来有一定的概率会和往常一样，但最好不要完全依赖它。实时自动监测花粉浓度的系统仍处于开发阶段，只在个别地区使用，例如在巴伐利亚州，名为 ePin（电子花粉信息网）——也有对应的应用程序。

可惜只是噱头：打鼾应用程序

首先必须声明，世上没有任何一款应用程序可以消除打鼾！尽管如此，打鼾相关的应用程序和它的偏方一样都五花八门，而且同样荒唐。

大多数常见打鼾应用程序，如 SnoreLab（打鼾实验室）、SnoreControl（打鼾控制台）、SnoreClock（打鼾闹钟）或 SnoreZ（打鼾 Z），其背后只不过是一个数字化升级的盒式磁带录音机，显示使用者每晚打鼾的时长和音量。你不妨省下钱和精力，直接去问你的伴侣。

一些应用程序还承诺可以检测到睡眠呼吸暂停中有损健康的呼吸暂停，我认为这简直是丧失了职业道德。目前为止，没有任何应用程序可以取代睡眠实验室的精准分析，如果你怀疑自己患有睡眠呼吸暂停综合征，绝不应该指望智能手机上的诊断报告。

另一类应用程序，如 SnoreGym（打鼾训练馆）或 SnoreFree（不再打鼾），指导使用者通过语言治疗练习来收紧咽喉肌肉，从而消除或至少缓解打鼾问题。目前为止，关于这个主题只有少数几个有说服力的研究。不过，一些研究表明，这种训练确实有效。与其在 SnoreFree 上花费高达 200 欧元，不如在互联网上寻找这些练习，或者直接去咨询专门从事这方面的语言治疗师。

让灵魂在数字化中飘浮：智能手机里的最佳助手

拿着手机独自躺在沙发上，曾是我放松的终极形式。我盯着照片墙上的图片（读任何文字都让人精疲力竭），在社交平台上窥探我的前男友，并在网上商城不断划动极度昂贵的高跟鞋的页面，我既不可能在医院里，也不可能在儿童游乐场穿这种鞋——永远不会。

最终我意识到，虽然这一切在当下都让人非常轻松，但我事后仍然感到挥之不去的疲惫。后来我尝试了慢跑和无手机之夜，可惜，这只会导致我在剩下的时间里对手机的渴望更强烈。

如今我又开始通过手机放松，但方式不同，针对性也更强。我已经找到了一些应用程序，它们能让我的心情平静下来，却不会留下那种吃了太多电子垃圾食品后的空虚感。通过它们，我甚至开始冥想——我从未想过自己能做到这一点，虽然现在也很少这么做。但我每次下决心去做后，我都感觉很好。无数的科学研究也证实了我的这种感觉。

脑海中的空间：冥想应用程序

冥想可以带来良好的帮助，特别是针对身心因素引起的耳鼻喉问题。毕竟，你所做的一切都是在练习控制自己的思想和情感。那些在冥想中能成功做到这点的人，在日常生活中或许也能做到，然后就更容易从由负面情绪引发的生病、生理上的病痛以及由病痛引发的压力中解脱出来。

冥想只有一个缺点：非常无聊，至少开始时如此。相比之下，在手机上打点字，被一些好看的动画所吸引，以及观看那些让你省去阅读厚重书本的剧情梗概，这些都是多么令人愉悦的事情。

我最喜欢的应用程序是 Headspace（脑空间），由身为僧侣的英国企业家安迪·普迪科姆（Andy Puddicombe）开发。我喜欢里面许多有趣的插图，也喜欢它们不会让人想起香火或瀑布的海报。注册后，你会得到一个全面的基础训练，可以从零基础开始，每天练习 10 分钟。此外，你可以找到针对几乎所有日常生活情况的冥想：愤怒、压力、焦虑、痛苦、苛求或孤独。部分练习是免费的，要想获得完整课程，则必须订阅。

现在还出现了一款非常类似的德国本土的应用程序，名为 7Minds（7 分钟思维），它有两个优点：（1）你只需要进行 7 分钟的基本训练；（2）德国医疗保险公司在一定条件下可为你报销订阅费用。

如果你不认同应用程序的订阅理念，也可以简单地在免费版本中学习基础知识，然后下载一个免费的冥想计时器，继续自己的练习。冥想不是一种需要不断指导的技术。顺便说一句，普通的闹钟也完全可以替代计时器使用。

懒人日记：追踪应用程序

你经常写日记吗？如果是，你可以跳过本节。如果你觉得日记多余，同样可以跳过。但是，如果你有写日记的想法，但迟迟没有行动，那么你来对地方了。日记可以帮助你整理自己的日常生活，认识到自己是否过得很好或需要帮助，以及为什么会如此。这就像为你的生活绘制一张地图，在关键时刻告诉你，你在哪里，以及该如何继续。

无法坚持写日记的人有太多不去做的借口：花费时间，找不到合适的词，笔没墨了，或者根本就没有发生什么值得写下来的事情。如果你有这些烦恼，追踪应用程序是一个不错的选择。不同于那些追踪步数或卡路里的程序，它会让你记录自己度过了怎样的一天，以及感觉如何。

我认为 Day-Lio（统计日记）简直无与伦比，即使是免费版本。在“今天发生了什么？”这一标语下，你可以将一天的个性化事件编写成一个个小按钮。晚上，你所要做的就是简单地敲击它们，日记事件项就完成了。在统计栏目下，可以一目了然地查看自己最近是否睡得好，工作时间是否太长或运动量是否太少，是否与伴侣吵架或与最好的朋友通电话——以及这些与你的日常情绪有什么关系。我想将这个程序推荐给想知道自己的耳鸣或头晕在哪些情况下会变得特别严重的人；或者想知道自己的过敏是否不仅取决于花粉浓度，或许还取决于如何安排自己的日常生活。理论上，你可以为每个症状或症状严重程度创建按钮，并关注某件事情与情绪或日常生活之间的联系。当然，换言之，你也可以通过它来找出真正对你有益的事情。

如果你对这个应用程序中的众多功能感到不知所措，Ein guter Plan（一项好计划）这个应用程序可能更简单、方便。该应用里每天有 8 个简短的标准问题，遗憾的是这些问题无法个性化，统计数据也是。该应用程序完全免费，不需登录即可使用。

如果你既不想追踪自己的感受，也不愿意冥想，只是不时地对周围的人感到绝望，请在你的手机上下载 Fake-Call（假通话）应用程序。你在下次会议上或讨厌的聚会上感到抓狂之前，让这个应用给你打个电话，然后在这通臆想的极其重要的电话接通前深呼吸。

第 10 章

不要接受一切：就诊时的黄金法则

一名德国全科医生平均会花 7.5 分钟与患者交谈。这是一项荟萃分析研究的结果，该研究比较了 67 个国家中共约 2900 万次就诊情况。德国不仅远远落后于居于首位的瑞典（22.5 分钟），而且还落后于保加利亚、秘鲁、立陶宛、罗马尼亚或津巴布韦等国家。难道德国的医患关系已经恶化到了这种程度，以至于患者在诊室里停留 10 分钟都成了奢望?

毫无疑问，为患者提供更多倾诉时间总是带来更好的治疗效果。尽管如此，时间争议不应该总是被用作恶劣医患关系的替罪羊。如果患者遵守几个简单的原则，就能事半功倍。

规则 1：医生既不是神，也不是你的敌人

最近我有一个患者，她之前一直在她称之为“耳鸣教父”的人那里接受治疗，每次都不得不忍受 2 个小时的火车车程。她最终中断了治疗，因为教父最终也只能告诉她“试试看”。事实是：反复尝试是我们医生工作中一个不小的部分。医学不是数学，每个人都是不同的，对不同的人有效的东西也不一样。即使是最受尊敬的专家，也无法对所有事情给予百分之百的保证。承受这种不确定性有时很难，但医患双方如能一起承受，事情就会轻松一些了。

相反，有些患者认为，他们的医生只是一个傲慢的骗子，只是利用患者的恐惧和无知来牟利。我不排除这类医生存在的可能性。但我知道，我们中的绝大多数人选择这个职业是因为想帮助别人。但这只有在相互尊重和相互信任的情况下才能成功。因此，比起专家排名、路程长短或等待时间，更重要的是你对自己医生的好感。

规则 2：去看医生，即使你可能没有患病

几乎每个月我都遇到一些糟糕透顶的人，他们因为自己鸡毛蒜皮的小事把候诊室和急诊室塞满。每当谈到我们的医疗保健系统是多么昂贵和低效时，“不必要的就医”排在首位。我自己曾经也对这些人感到非常厌烦。如今我的观点发生了改变。如果谁半夜在急诊室蹲守几个小时，或者在人满为患的诊所中

等待半天就为了挂号，那么他一定是有原因的。

这些人很少真的有生命危险，但他们常常认为自己有危险，因此他们感到害怕。我现在认为，消除一个人的恐惧几乎与治愈他一样重要。因此，在你整夜无法入眠或被不可靠的在线论坛逼疯之前，请去诊所就医。如果绝对有必要，请去医院。即使你隐约感觉或许什么问题都没有，但检查总能为你带来心安。

没错，大多数医生对此并不会感到开心。但是，当你公开地谈论这个问题并诉说你的恐惧时，你就可以卸下重担。在这种情况下，不要抱怨等待时间太长，并且接受医生在紧急看诊时的时间比平时少，这也对你有所帮助。

规则 3：咨询网络医生——但请以正确的方式

有人担心，医生讨厌患者就诊前在互联网上研究病情。这没有必要。事前上网查询信息可以帮助患者更好地了解自身情况，提出更具体的问题，使就诊结果让双方更满意。但是，你应该注意两件事：

1. 把最后的诊断和治疗安排留给你的医生，这是你到这里来的原因。
2. 非官方网站通常没有相关的健康信息。你可以在遵守科学标准且独立于医疗行业外的网站上获取它们。

此处访问：可靠的在线健康信息

gesundheitsinformation.de 其背后是卫生保健质量和效率研究所（IQWIG），该研究所受德国卫生部和联邦联合委员会委托，对疗法的益处进行研究。该网站以人人都能理解的方式介绍这些信息。

rki.de 自从新型冠状病毒肺炎以来，几乎所有德国人都知道罗伯特·科赫研究所。在那里，你可以根据当前研究状况找到相关的感染性疾病信息，网站的其他主题下也有许多有趣的健康信息。

patienten-information.de 该网站由医学质量医疗中心（ÄZQ）运营。该门户网站提供了易于理解、分类清晰的相关疾病的信息和建议。

patienten-universitaet.de“患者大学”是汉诺威医学院的一个项目。其目的是让患者也有维护自己利益的权力。

wissenwaswirkt.org 这是考科兰合作组织的德语版。该组织致力于让公众了解科学原理，博客包含各种健康主题。

medizin-transparent.at 该网站是考科兰合作组织的奥地利分部、用于检查媒体报道和广告文章的真实性。用户也可以自行提交检查申请。

规则 4：设定优先级——“我想要什么”

总是知道自己想要什么对所有人都有好处，尤其是涉及就医问诊时。如果你不想详细了解鼻窦当前的充盈程度，而只想要病假条，请事先说明。当一个问题可以在 2 分钟内解决而不是 20 分钟时，真正需要关注的人就能拥有更多时间。

但是，如果你因为自己的鼻窦炎已经反复担心了几个月，最近也出现耳鸣，但你确实也想知道自己是否对室内灰尘过敏，那么请让你的医生知道哪个问题是你目前最紧迫的事情。很遗憾，并不是所有的耳鼻喉科问题都可以在几分钟内同时检查出来。

你的医生会喜欢你这样向他陈述，例如："我有三个问题。一是……二是……三是……今天我想和你谈谈问题一。问题二和三我和你重新约定一个时间再谈可以吗？"他可能会感激地搂住你的脖子。但他也许也会说，今天没有太多事情，你们仍然可以聊聊问题二和三，只要你愿意的话。事实上，让当前问题的诊断结果先尘埃落定往往会更好。

规则 5：提问与笔记——"我明白了什么"

当你拿着笔和记事本出现在诊室时，可能会觉得自己有点死板。无论如何请照做。你不会是第一个在医生面前忘记一切、不敢提问或被快速打发掉的患者。

我个人喜欢问题很多的患者。因为他们了解得越多，就越满意，治疗也就越成功。过后很少会发生愚蠢的错误。然而，研究表明，患者通常只能理解医生陈述内容的一小部分。原因也通常在于医生，但也可能在于这种可恶的现象——你以为自己理解了，2 分钟后，你的脑海中却只有一片迷雾。而用自己的话总结所听到的内容会有所帮助："……请问我理解的正确吗？"好在许多人都会自动这样做，这也是日常生活中非常有用的习惯。如果谈话还没有结束，而医生想要试图请你离开的话，只有当你理解了美国患者安全运动基金会在"三问自己"模型中总结的三项基本事情时才可以离开：

1. 我的主要问题是什么？
2. 我可以为此做什么？
3. 为什么这对我很重要？

当你不明确知道到底要问什么时，这套体系很实用。此外，你还可以在线下载详细的检查清单或创建个性化的问题目录，比如参考 patienten-universitaet.de。

规则 6：如果你严肃对待问诊，那么医生也会如此

熟悉这个场景吗？你坐在诊室里，正在讲述一些事情。你的医生坐在电脑后面，一言不发地打字。你深吸一口气。打字、打字、打字。你继续说话，突然间不确定他到底是否注意到你在这里，还是他正在给他的妻子写邮件。打字、打字、打字。无论如何，目前为止他还没看你一眼。

这就是许多德国医疗场所的日常。根据德国皮克研究所（Picker-Institut）的一份报告，超过 1/3 的成年人觉得医生不关心他们的担忧和恐惧。但这正是每个医者的职责，他们应该去

理解患者。此外，在谈话中看着对方的眼睛也是一种尊重。当然，医生也得做笔记，他们会说："不好意思，我必须快速记录一下。马上就来。"

我确实感到奇怪，为什么一旦医生和患者面对面坐下来，正常的谈话礼仪似乎就不再适用。我对此没有很好的答案，只能看到这样做的结果：患者往往更不会提及核心问题。他们感到被误解、受人摆布以及不被尊重。最终，在最坏的情况下，会被开出错误的处方或者服用错误的药品。每天都会出现不必要的损失，而这都是两个人没有正常交流造成的。

如果下次你的医生忽视你，干脆什么都不要说。这被称为悖论干预：你试图通过保持沉默来让别人倾听。如果你突然停止说话，对方可能会注意，至少会短暂地注意。你可以利用这一瞬间礼貌地说明，你想要在同一个视线水平上专心致志地面对面谈话。如果你严肃对待问诊，那么你的医生也会这样做。如果还没有，请善于利用这种奢侈，即在德国每个人都可以自由选择自己的医生。

我希望并相信，无论如何，医生和患者的关系在未来都会发生一些变化：好的变化。患者将变得更加自信，因为他们了解了更多信息并能提出更有效的问题。也是因为，全球医学界如今正式将人的整体视作关注中心——还有他们的自主权："我将尊重患者的自主权和尊严"，这是年轻医生在其职业生涯之初必须宣读的《日内瓦宣言》（Genfer Gelöbnisses）最新版中一句格外重要的誓词。对我来说，这意味着我们医生不应该是指挥官，而是教练。我们职业生涯中崇高的任务之一便是帮助我们的委托人，让他们对健康做出自主决定。

医生是疾病专家。

你是自己的专家！

出版后记

假如现在玩个小游戏，让你必须选择看不到、闻不见和听不到，你宁愿放弃哪种感官？

针对眼泪有很多美好又动人的文学比喻和描述，影视剧还会专门给出镜头特写。而人们面对鼻涕、耳屎、痰等唯恐避之不及，认为它们是肮脏不堪的。

在日常生活中，因为感冒、鼻炎、过敏、耳鸣过于普遍，人们会觉得挺一挺就过去了。但是，万一有一天突发耳聋、睡觉被憋醒、说话失声，要不要去看急诊？

以上几种情况你有认真思考过吗？

人们常常以视觉为中心，以听觉为补充，“味触嗅”属于不被注意，甚至不值得多去研究的低级感官。耳鼻喉比起眼睛总是为人忽视，但出了问题时往往最令人摸不着头脑，连医生也不见得能为患者提供准确、理想的答案。耳鼻喉疾病为什么这么神秘？这是因为，耳鼻喉是大脑接触外界的直接入口，是大脑中控台的信号接收器，很多疾病不只是耳鼻喉自身的问题，更有可能与我们的心理状态密切相关。

许多人来到医院挂号问诊时可能会疑惑，为什么要把耳鼻喉设为一个科室？解剖角度来看，它们都是一体相通的：一个地方出现问题，其他几处可能都会有并发症、后遗症等。

如果仍感到不解也可以做个小实验，比如，闭上眼睛，捏住鼻子，你还能尝出面前是什么食物吗？或者捏住鼻子，试试你还能吞下去食物吗？当这几个入口中的一处不慎放进外敌——细菌或病毒，在体内就会引起警报——炎症，上可抵达耳、鼻，导致鼻炎、鼻窦炎、中耳炎；下会侵犯至咽喉等下呼吸道，引起咽喉炎、支气管炎及肺炎；若敌人再狡猾地溜入血液循环，则可引起全身并发症，危害极大。因此，耳鼻喉的关系甚为密切，出现问题时需要一并重视。

常规科普书籍在介绍完耳鼻喉的生理概况和常见问题后就已经结束，本书作者则想要更多探讨耳鼻喉与我们的心灵及社会生活之间的联系。比如，人类存在引导性吸引力的信息素吗？为什么商场入口处会设置香味甜美、诱人的糕点店？一场放松的周末派对后为什么大脑反而会觉得疲惫不堪，听力不好的情况下甚至更严重了？你对上司和下属说话时的音调变化是否注意过？这些有趣的问题将在书中一一讨论。

除了让你捧腹大笑的新奇知识外，作者还在第三部分配备关键时刻的急救箱指引，通过日常耳鼻喉自我保健和就诊问题清单勾画，让你从此告别医生恐惧症。同时，针对现代科技发展下的手机应用软件也给出了专业医师角度的判断——打鼾监测软件甚至还不如你的枕边人管用，虽然后者可能已经被折磨得发疯……

希望你的问题和好奇都能在耳鼻喉接待室中获得满意的答案。欢迎下次光临！

服务热线：133-6631-2326 188-1142-1266

服务信箱：reader@hinabook.com

后浪出版公司

2022 年 7 月

图书在版编目（CIP）数据

欢迎来到耳鼻喉接待室 /（德）克里斯蒂娜·罗伯，（德）汉娜·格拉比著；刘佳芮译. — 贵阳：贵州人民出版社，2022.11

ISBN 978-7-221-17232-7

Ⅰ. ①欢… Ⅱ. ①克… ②汉… ③刘… Ⅲ. ①耳鼻咽喉病－诊疗 Ⅳ. ①R76

中国版本图书馆CIP数据核字（2022）第163699号

著作权合同登记图字：22-2022-097号

欢迎来到耳鼻喉接待室

HUANYING LAIDAO ERBIHOU JIEDAISHI

[德] 克里斯蒂娜·罗伯，汉娜·格拉比 著　刘佳芮 译　方佳宇 主审

出 版 人：王　旭
筹划出版：银杏树下
出版统筹：吴兴元　　编辑统筹：王　頔
特约编辑：张冰子　　责任编辑：徐　晶　杨　琴
装帧设计：墨白空间
出版发行：贵州出版集团　贵州人民出版社
地　　址：贵阳市观山湖区会展东路SOHO办公区A座
邮　　编：550081
印　　刷：天津中印联印务有限公司
版　　次：2022年11月第1版
印　　次：2022年11月第1次印刷
开　　本：889毫米 × 1194毫米　1/32
印　　张：9.5
字　　数：189千字
书　　号：ISBN 978-7-221-17232-7
定　　价：48.00元

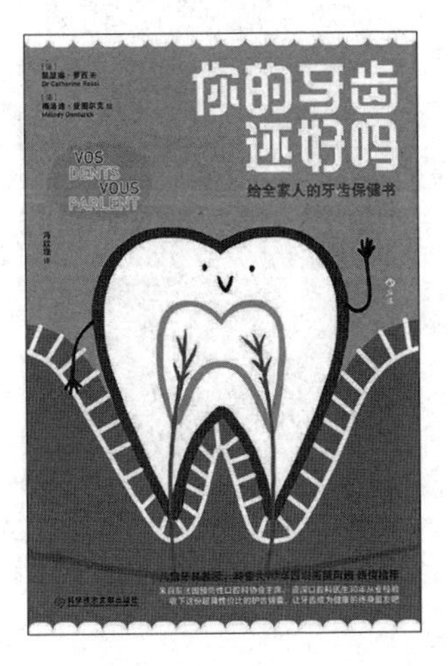

《你的牙齿还好吗》

著　　者：[法]凯瑟琳·罗西

译　　者：冯欣垚

书　　号：ISBN 978-7-5189-8449-7

出版时间：2021.11

定　　价：58.00 元

内容简介

牙齿是我们最熟悉的朋友，这反而常常让我们忘了它有多么珍贵！对牙齿的忽视和错误认知不仅会导致牙齿本身的问题，还可能会引起身体其他方面的异常——颌面发育不良、脊柱侧弯、心血管疾病、消化不良……

在本书中，作者旨在帮助读者了解牙齿的秘密，并养成良好的护牙习惯，从而也让身体长期保持健康状态。书中内容分为三个主要部分，第一部分简要介绍牙齿从萌出、发育再到损坏的生命历程；第二部分具体讲述牙齿常见的各种问题；第三部分则分年龄段介绍牙齿养护的措施。

不要忽视牙齿的信号，想要保持身体健康，更要好好关爱牙齿，一起努力让它成为健康的最佳盟友吧！

《拯救如坐针毡的男人》

著　　者：[法] 弗朗索瓦 · 德格朗尚

译　　者：文竹

预计出版时间：2023.2

定　　价：58.00 元

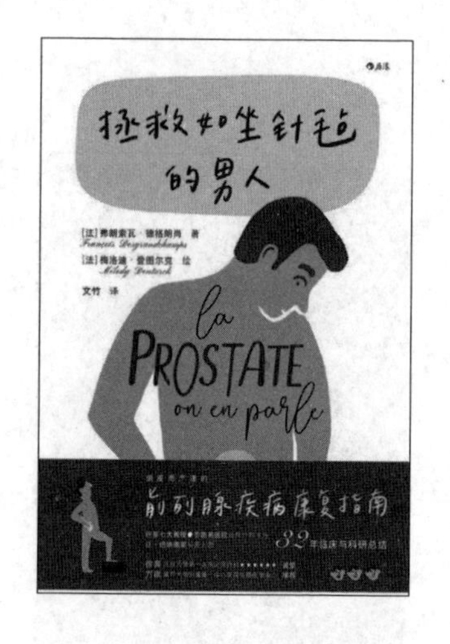

内容简介

本书根据作者 30 余年的临床经验和实验研究写成，献给所有关注男性健康的读者。

前列腺到底在哪，有什么用，为什么容易生病？前列腺增生需要治吗？前列腺癌真的不可怕？是否必须手术？前列腺炎有什么症状，该怎么治？吃什么对前列腺有好处？所有这些关于前列腺疾病的病因、症状、诊断、治疗和预防的疑问，本书将为你解答。

前列腺不只是一个私密的性器官，还影响着男性的身体健康、生活质量和精神状态。从现在就开始重视前列腺！